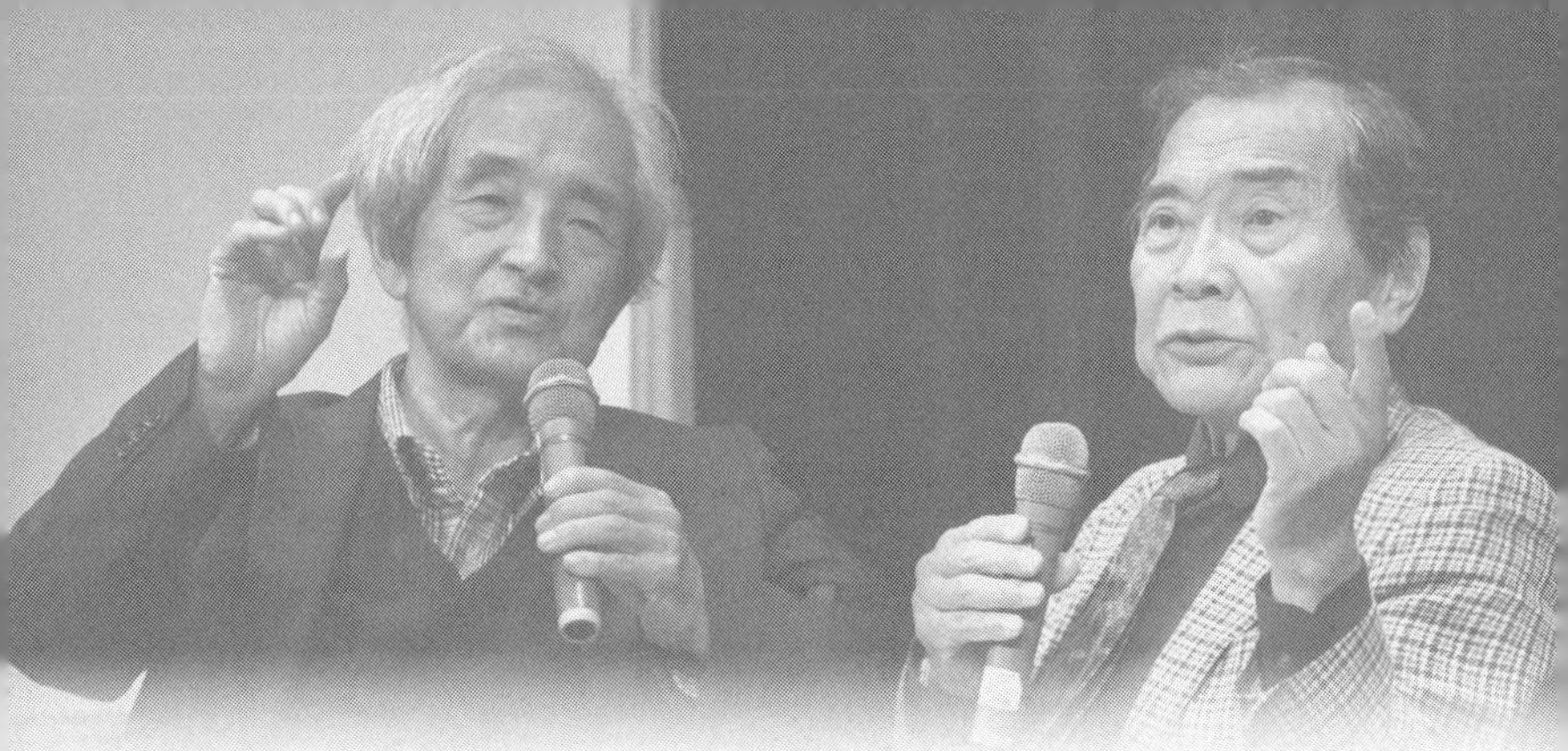

医療大リセット時代

脱・西洋医学のすすめ

大橋 眞
OHASHI Makoto
船瀬俊介
FUNASE Syunsuke

共栄書房

医療大リセット時代——脱・西洋医学のすすめ◆目次

＊本書は２０２３年5月3日に開催されたシンポジウム、「西洋医療信仰からの覚醒～自分で治すＤＩＹ医療のすすめ～」の内容を元に、書籍化にあたって大幅に加筆したものです。
＊カバー・本文写真撮影：Tetsuya Morohashi

はじめに

医療の9割が消えれば、人類は健康になれる

船瀬俊介

●医学批判をする稀有な教授

本書のテーマは「医療リセット」である。

それは、これまでの医療の根本否定から始まる。

呼びかけておられるのが大橋眞・徳島大学医学部名誉教授だ。

大橋教授は稀有なかただ。大学医学部に在籍の経験があり、これほど誠実なかたは、はかに知らない。

日本において医者は、特権階級に属する。大学医学部教授となればなおさらだ。

そこには、高学歴・高収入に加えて、社会的な特権が付与される。

だから、ほとんどの教授たちは、医学の暗部には眼をつぶる。見て見ぬふりをする。

それだけではない。初めから見ようとしない。それが御身安泰で社会的な地位と収入の確保

につながる。医者は、あぶない橋を渡ってはいけないのだ。

しかし、大橋教授はちがう。「今の医学はおかしい」とハッキリおっしゃる。

そして、「医療を変えなければならない」と訴え続けている。

今回、大橋教授から、共著のお誘いをいただいた。それも、こういう御縁からだ。

●病院で人類の半分は殺される

——わたしの300冊近い著作のなかでも、医療批判の著書は多い。

取材・執筆の過程で衝撃を受けた医師や著作も、また多い。

アメリカで、かつて〝良心の医師〟として民衆に慕われた一人の医師がいる。

ロバート・メンデルソン博士（小児科医）。彼の著作『医者が患者をだますとき』（PHP文庫）との出会いは、わたしに驚愕をもたらした。

博士は、そこでこう断言している。

「医学の神は〝死神〟である。病院は〝死の教会〟である」

つまり、現代医学の目的は、〝患者を生かす〟ことではなく〝殺す〟ことである——。

そう断言しているのだ。

彼は、その根拠もあげている。1970年代、イスラエル全土で病院がストをした。

すると、奇妙な〝副作用〟が起きた。同国の死亡率が半減したのだ（エルサレム埋葬協会）。

ストは約1か月続いた。そして、病院が再開すると、死亡率は元にもどった。

つまり、同国の国民の半分は、「病院で殺されていた」のだ。

博士は断言する。

「病院はストを続けるべきだ。永遠に……」

●医療費9割削減で健康になれる

博士はさらに明言する。

「現代医療で評価できるのは、1割の救命医療のみ。残り9割は慢性病には無力で、悪性化させ、死なせている」

さらに、こう断言する。

「医療の9割が地上から消え失せれば、人類はまちがいなく健康になれる」

つまり、9割の医療は有害無益と断定している。

日本の医療費は、約50兆円だ。うち45兆円が無くなれば、日本人は健康になれる。

幸福で長生きできる。なんと素晴らしいことだ。日本人を健康にする秘策がここにあった。

医療費50兆円の9割を削減すればいい。それだけで、日本人はみるみる健康になれる。

浮いた45兆円は、教育、福祉、文化などに回せばいい。

保育園に回せば、少子高齢化という危機も救うことができる。いいことづくめだ。

『医療殺戮《さつりく》』医療の目的は金儲けと人殺し

●ロックフェラー、医療利権を独占

『医療殺戮』（ユースタス・マリンズ著、ヒカルランド）も驚愕の書だ。

著書は、近代医学の利権を完全掌握した〝闇の権力〟を暴いている。

それが、ロックフェラー財閥だ。〝かれら〟は、国家すら遥かにしのぐ権力を持っている。

ロックフェラー一族は「石油王」として知られる。彼らは、次なる利権に眼を付けた。

それが、近代医療だ。トン単位で採掘した石油を、ミリグラム単位の医薬に変える。

濡れ手に粟のボロ儲け。近代錬金術の始まりだ。

「ロックフェラー医療独占体制の下、アメリカ国民は、毎日、大量に化学薬品を飲む国民に変わってしまった」「医師たちが処方するのは、彼ら（ロックフェラー）が生産する高価な医薬品ばかりだ」（同書）

ロックフェラーは、ロスチャイルドと並ぶ超巨大資本家の双璧だ。

両財閥は、地球を裏から支配する秘密結社イルミナティの中枢に君臨している。

〝かれら〟は、薬物療法にとって不都合な伝統医療を徹底的に攻撃、排除した。

それは、自然療法（ナチュロパシー）、整体療法（オステオパシー）、心理療法（サイコパ

シー）、同種療法（ホメオパシー）だ。

これらは、すべて患者の自然治癒力を活かす、極めて合理的な療法だった。

それを、ロックフェラー財閥は「迷信」「非科学」と攻撃し叩きつぶした。

まさに、血と金に飢えた悪魔たちの所業だ。

●世界中の医学部で教えている

さらに、悪魔勢力は、ベルリン大学教授として権勢をふるってきたルドルフ・ウイルヒョウに眼を付けた。ウイルヒョウは、こう宣言した。

「……人間も精巧な機械にすぎない。物体に『自然に治る』などという神秘的な力は存在しない。病気、怪我を治すのは、われわれ医者であり、医薬だ」

まさに、マッド・ドクター。ロックフェラー医療独占体制は、この〝死神〟医師に、「医学の父」の称号を授けた。

そして、ウイルヒョウ理論を近代医学の中枢理論（セントラル・ドグマ）に据えたのだ。

「自然治癒力」こそは、生命の根本原理ホメオスタシス（生体恒常性維持機能）に基づく。

ウイルヒョウは、その根本原理を真っ向から否定した。

その狂気の理論を、〝闇の勢力〟は近代医学の中心に据えたのだ。

そして、それから二世紀近く経た現在でも、世界中の医学部で、この〝殺人医学〟が教えられている。

イルミナティは、地球人口を五億人に削減する、と宣言している（ジョージア・ガイドストーン）。

〝かれら〟がその人減らしに利用するのが、「医療」と「戦争」だ。

いずれも、金儲けと人殺し、一挙両得だ。

悪魔に支配された医学は、大崩壊する

●人類の死因1位は「医者」だ

「……アメリカ人の死因1位は病院（78万人）、2位、心臓病……70万人」（『人殺し医療』ベンジャミン・フルフォード著、KKベストセラーズ）

つまり、米国人の死因トップが病院・医者なのだ。これは、他の国でも同じ。

どこも、ロックフェラーが強制するウイルヒョウ医学に支配されてるからだ。

伝統医療を圧殺し、薬物療法一辺倒の近代医療が、患者を治せるはずがない。

だから、医療の9割が患者を殺す……という、惨澹たる結果を招いているのだ。

ガン治療などは、殺人医療の代表だ。厚労省の責任者ですら「抗ガン剤はガンを治せない猛毒で発ガン物質」と認めている。だから、毎年ガン治療で〝死んだ〟とされる30万人は、ガン

でなく超猛毒抗ガン剤等で〝殺された〟のだ。

●ワクチンで超過死亡20万人

コロナ偽パンデミックは、医療が大量破壊兵器であることを、満天下に示した。

〝やつら〟の狙いは、コロナで恐怖を煽り、超猛毒ワクチンで大量殺戮すること。

まさに、コロナ禍の目的こそ、大量収益と人口削減なのだ。

悪魔勢力は、なりふりかまわず人類に総攻撃を仕掛けてきた。

悪魔勢力は、国家も教育もメディアも、完全支配している。こうして、偽情報で洗脳された人々は、殺戮ワクチンの行列に並んだ。その姿は、まさに屠畜場に並ぶ羊の群れそのものだ。

とくに馬鹿正直な日本人は、7回、8回と打っている。無知蒙昧《むちもうまい》きわまれり。

ノーベル賞学者やファイザー元副社長まで「打ったら2~3年で死ぬ」と警鐘を乱打したmRNAワクチン。じっさい、日本人がバタバタ死に始めた。

その急性毒性は、インフルエンザワクチンの約150倍。あのNHKですら警鐘を鳴らす。

「2022年、不自然な超過死亡、なんと20万人……」

それが、さらに激増している。大量殺戮ワクチンが、いよいよ本領をあらわしてきた。

●正しい食事と良い休息で治る

ここまで来ると、さすがに人々は気づき始めた。

病院に行くな！　医者に殺される！　クスリは〝毒〟だ！

古代ギリシャの医聖ヒポクラテスは、こう諭《さと》している。

▼人間は生まれながらに100人の名医（自然治癒力）を持っている。

▼自然に近づけば、病気は遠のく。自然から遠のけば、病気に近づく。

▼正しい食事と正しい休息で、あらゆる病気は自然に治っていく。

正しい食事とは少食・菜食である。人類はほんらい、菜食動物だからだ。

正しい休息とは心身を不安、疲労から解放することである。心身の平安は、あらゆる病を癒してくれる。

——このあたりまえの真理に気づく人たちが増えている。

悪魔に支配された医学の大崩壊は、近い……。

I
コロナ騒動で見えた ワクチンの問題

1　コロナは本当に「うつる」のか

大橋　コロナ騒動を通じて皆さんに恐怖心を与えてきたのは、「うつる」ということなんです。ここから人々の恐怖心をあおっている。余命宣告もそうですが、これも観察だけでは言えないんです。「病気が先か薬が先か」という話になりますが、まず恐怖心をあおるのは、うつるということを大々的にアピールする、ガンなら余命宣告をすることです。そうした後で、コロナならみんなマスクしなさいとか、距離を取りなさいとか、唯一の対策はワクチンですという話になるんですね。

　こういう話は結局、うつるからそんなことをしなければならないという理屈じゃないですか。では、そのうつるという証明をどうやってやりますか、という話なんです。うつることを証明するには、病気のもと、すなわち病原体を取り出さないと証明できないでしょ、と。

船瀬　いちど中国側が出したCOVID-19の〝設計図〟(ゲノム配列)も慌てて下ろされましたよね。あれはきわめて不自然だ。けっきょく、「新型コロナウイルスとはこれだ!」というものは、最初から存在しなかったんですよ。それは今も、「存在しない」。

大橋　存在することを証明するものがない、ということですね。でも設計図は紙の上の文字なのでいくらでも書けます。中国のグループが設計図を発表しましたと言っているだけで。設計図が取り下げられたというのは、たしかに遺伝子情報というのはすぐに変わるので、ごく普通のことだったかもしれません。

とりあえず思うのは、なぜ皆さんワクチンを受けるんですか、と。それは、ワクチンがうつることについての抗力があると皆さん信じている。ではうつるというのはあるのか。これも、テレビでそう言っているからうつるのでしょう、という話でしょ。

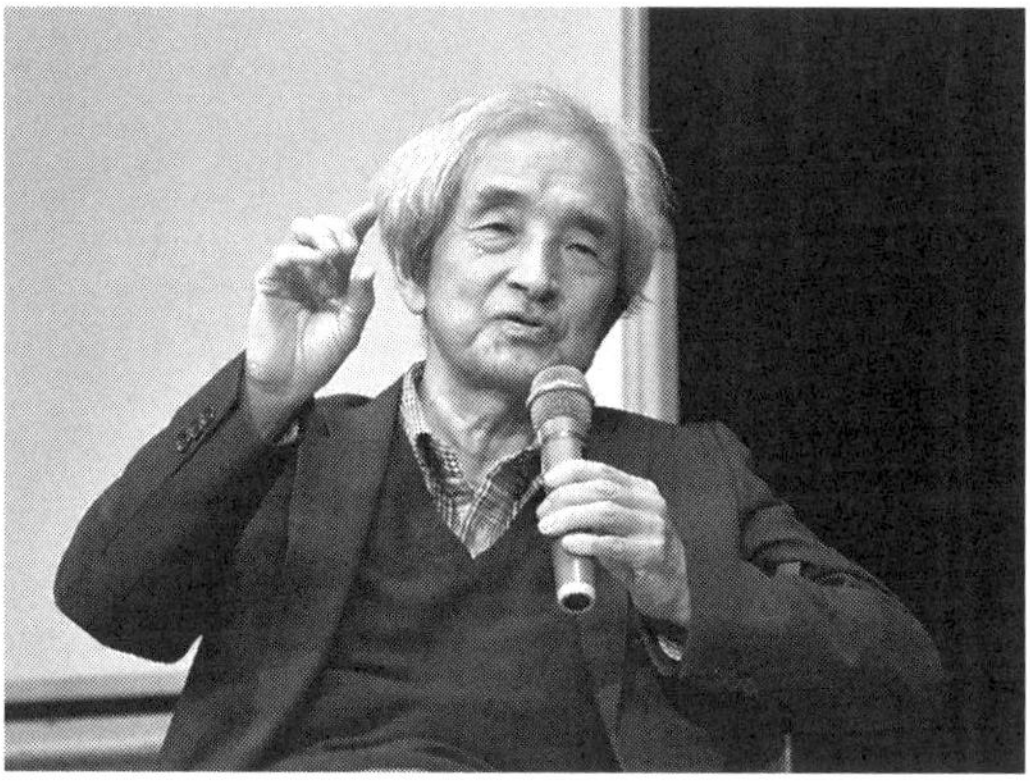

なぜコロナがうつるという話になったかというと、Aという人にある遺伝子がありました、Bという人に似たような遺伝子がありました。だからAからBにうつったんですという話でしょ。でもPCRというのは、95％の類似性を見つける方法なんです。でも、そもそもAという人とBという人の共通の遺伝子は99・99％同じなんですよ。ヒトとチンパンジーでも99％同じ。ということは、95％似ていますねというのは、いくらでもあるでしょという話です。

AからもBからもCからも見つかったというそのウイルスが、本当に病原体ウイルスだということを証明しなければいけない。これをどう証明したかというと、中国のグループが発表した遺伝子の設計図と似ているというだけ。この遺伝子は何者ですかということについての研究はしていない。ウイルスだったらウイルスを取り出して、増やして、それがヒトに伝染することを証明しなくちゃならない。しかし、新型コロナの病原体ウイルスは今だかつて証明されたことはないんです。

それならば、それを検査する方法はありますか、と。本物の病原体と似ているならまだ検査法としてありえるんですが、本物が証明できていない状況において、検査法ができるわけがない。何を基準として似ているというのか。中国のグループが発見した遺伝子と「似てる」というだけなんです。

船瀬　COVID-19は初めから存在しない！　ナイナイづくしで何もない。コロナ自体がディープステート（DS）がでっち上げた偽パンデミックだから当然ですよ。最初からブラックコメディだ！

大橋　よくよく冷静になって考えたときに、じゃあこの中国のグループが発表した遺伝子は何ですか、という話で、人工ウイルスだと言われたりもしますが、なんの保証もないんです。

しかもPCRって遺伝子のほんのカケラを増やしているに過ぎないから、結局、ヒトの遺伝子を増やしているのか、ヒトの常在性のウイルスあるいは微生物を増やしているのか、何が増えているのかがわからないんですよ。そういう意味で、人から人へうつりますという証明は事実上できていないし、そもそも、人から人へうつるということを科学的に証明する方法がない。

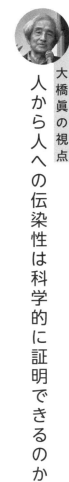

大橋眞の視点

人から人への伝染性は科学的に証明できるのか

人から人への伝染性を証明するためには、次の3つの困難な問題があります。

A　病原性の証明

B　被験者がもともと病原体を保有しないことの証明

C　人から人へ伝染することの証明

いずれも、実際に証明することは事実上不可能です。3つの困難をすべて乗り越えないと、人から人への伝染性の証明にはなりません。それぞれの項目において、どのような問題があるのでしょうか。

A　病原性の証明

次のコッホの4原則を満たすことを証明します。

①一定の病気（病変部位）に一定の病原体があることを示す。
②病原体を単離する。
③単離した病原体で同じ病気を発症させることを示す。
④再び同じ病変部位に同じ病原体があることを示す。

一定の病気に一定の病原体が存在することを示すのは容易ではありません。特にウイルスは、光学顕微鏡を使って見ることが出来ません。培養細胞を使ってウイルスの存在を調べることや、遺伝子検出や電子顕微鏡などの手段を組み合わせて同定するしかないのですが、いずれも未知のウイルスでは情報が限られます。限られた情報で一定の病原体を特定するのは至難の業です。病原体を単離するためには、仮に特定された病原体を同定する技術が確立している必要があります。仮特定された病原体が本当に病原体であるのかがわからないので、数多くのチャレンジをするしかありません。

単離した病原体を使って同じ病気を発症させるためには、動物モデルの存在が必要です。人の感染症を起こす病原体が、動物に同じような病気を発症させることが出来る保証はどこにもありません。動物モデルを作成することも容易ではありません。

仮に動物に同じような病気を発症させることが出来たとしても、病変部位から同じ病原体の存在を証明できる保証はありません。病原体を単離したつもりであっても、病原体が単離されていない場合もあります。実際に感染実験により、同じ病気を発症させることが出来て、仮特定した病原体を病変部位から同定する必要があります。

このようにコッホの4原則を満たすことを示すことは、それぞれのステップにおいて困難な問題があり、数年あるいは数十年かかっても証明が不可能なことも珍しくありません。非常に幸運な場合でも年単位の時間が必要であり、永遠に証明できないことが珍しくないのです。

B　被験者がもともと原体を保有しないことの証明

感染症の予防及び感染症の患者に対する医療に関する法律（感染症法）において、新型コロナウイルス感染症が定義されています。新型インフルエンザ等感染症に分類されています。

新型コロナウイルス感染症（新たに人から人に伝染する能力を有することとなったコロナウイルスを病原体とする感染症であって、一般に国民が当該感染症に対する免疫を獲得していないことから、当該感染症の全国的かつ急速なまん延により国民の生命及び健康に重大な影響を与えるおそれがあると認められるものをいう。）

新型コロナウイルスというのは、ウイルスの固有名詞ではありません。新型（新しくできたということではなく、これまで報告がなかった未知のウイルスという意味）のコロナウイルスの総称です。これまでに証明されているとされる病原体であるコロナウイルスは、通常の風邪コロナウイルス4種とSARS、MARSの6種類です。これ以外にもコロナウイルスには天文学的な種類が存在しており、その中には病原体であるものが多数存在している可能性があります。多数存在していても、証明する方法がなければ、科学論文をもとにした遺伝子情報の報告は不可能です。これまで報告がなかった〝新型〟は無数に存在する可能性があります。それぞれの人が、すでに無数の新型コロナウイルスを保有している可能性は否定できません。

新たに病原体が伝染したことを証明するためには、もともとの体の中には存在しなかったことを証明する必要があります。しかし、無数の種類があり得る新型コロナウイルスが存在しなかったということを証明するのは理論的に不可能です。存在しないことを証明するのは理論的に不可能であり、調査した範囲において検出できなかったという形でしか示すことは出来ません。全身の体をくまなく調べることは不可能なので、もともと体の中に存在しなかったことを証明するのは事実上不可能なのです。

したがって、あらたに人に伝染する能力を有することの証明は、事実上不可能です。そのために、抗体を調べることや、疫学的な手法などを組み合わせて、おおよその形で人に対する伝染性を示していくしかありません。媒介動物を介する感染症においては、媒介動物の方は全頭検査が出来る場合があります。この場合は、疫学的な手法で媒介動物の側からのアプローチを組み合わせるという手法を取れる可能性があるかもしれません。

C　人から人へ伝染することの証明

人への伝染性の証明も厳密な意味では理論上不可能なのですが、さらに困難な証明は、人から人への伝染性です。実際に人を使って人体実験をするしかありません。インフルエンザにおいては、実際のウイルスを使った感染実験が行われています。しかしながら、人から人への伝染性を明確に示すデータは得られていません。

病原性が強いウイルスにおいては、倫理的な問題から人体実験は事実上不可能です。さらに、Aの病原性の証明とBの被験者が病原体を保有しないことが証明されている必要があります。そのために、人から人への伝染性の証明は事実上不可能なのです。

ただし、観察事項から、人から人への伝染性を予測することはあり得ないことではありません。例えば、動画が世界に流れたような、武漢の街で人がバタバタと倒れる事態が起こった場合です。養鶏場の鶏が、鳥インフルエンザでバタバタと倒れるようなイメージです。ただしこの場合、免疫力が低下した状態においてのみ起こる現象であることを否定できるかという問題があります。養鶏場の鶏は、過密な条件で飼育されている場合が多く、正常な免疫力が維持されているかが疑問です。低下した免疫力を補う目的で抗生物質が使われます。このような飼育条件では、免疫力の低下という現象が、鶏から鶏に伝染する可能性があります。鶏がバタバタと倒れるのが、免疫力の低下という現象が鶏から鶏に伝染した結果により病原体が増殖したのか、それとも病原体が鶏から鶏へ伝染した結果免疫力が低下したために死亡したのかが区別できないのです。

　感染症法に記載された新型コロナウイルス感染症には、「人から人への伝染性」と、「国民が当該感染症に対する免疫を獲得していない」という2つの条件が課されています。

「国民が免疫を獲得していない」という表現は、正常な免疫力だけでは対抗できないほどの強い伝染力を有している意味になります。正常な免疫力では感染を防ぎきれないということです。環境要因などによる免疫力の低下により、人から人への伝染するのではなく、正常なレベルの免疫力を乗り越えて、伝染性を発揮するほどの強い感染力を持つウイルスが病原体であるという条件が課されていることになります。

　養鶏場の鶏のような集団感染ではなく、野生の鳥が集団でバタバタと倒れるようなイメージです。武漢の街でバタバタと人が倒れる映像は、野生の鳥がバタバタと倒れるようなイメージを表現したものかもしれません。本当にそのような強い病原性を持ったウイルスが存在するのかという証明は出来ませんが、否定も出来ません。

　武漢の映像について、本当にとてつもない病原性の強いウイルスが出現した結果であるのかを証明する手段はありません。そうかと言って、完全に否定することも不可能です。そのために、感染症法において、新型コロナウイルス感染症の条件が細かく記載されているのです。

　このようなあり得ない条件を満たすウイルスが、日本にやってきたのでしょうか。もしそうであれば、街中だけでなく田舎においても、人がバタバタと倒れるような光景が日本中に広がっているはずです。

実際には、このような恐ろしいウイルスが日本にやってきたという痕跡はどこにも見当たりません。つまり、感染症法の要件を満たす新型コロナウイルス感染症は、一例も発生していないのです。それにもかかわらず、２００兆円にも達する予算が感染症対策に使われ、国民の80％がｍＲＮＡワクチンの接種を受ける事態になったのです。

このようなおかしなことが起こったのは、ＰＣＲ検査が、法律に規定された新型コロナウイルス感染症の病原体検査法であると、国民の多くが勘違いしていることが原因です。一般の国民だけでなく、患者を診察する医師や感染症対策を担当する地方自治体の職員などの多くも、勘違いをされているようです。ＰＣＲ検査で、存在証明のされていない病原体ウイルスを検出出来るわけがありません。また、ＰＣＲ検査で陽性者が次々と出たからといって、伝染性の証明にはなりません。仮に病原性ウイルスの遺伝子をＰＣＲによって検出しているとしても、ＰＣＲ検査の結果では伝染性の証明はできません。まして、現状のＰＣＲ検査は、一体何の遺伝子を調べているのかの証明も出来ていませんから、医学的には何の意味もないのです。

医学的には意味はなくても、伝染性がＰＣＲ検査でわかるという誤解を与える絶大な効果があることが実証されたようです。その意味では、ＰＣＲ検査の目的を達していると言えるのかもしれません。

2　ＰＣＲは病原体検査に使ってはならない

大橋　新型コロナの病原体って、細胞の中でウイルスが増えますよね。では体の中のウイルスを取り出す方法があるのか、ないのか。体全体の中にウイルスがいることを明らかにするには、それこそ全身をすりつぶして調べないとわからない。一部を切り取ってもわからないんですよ。あるいは、コッホの四原則で病原体を証明して、それでもって感染実験をする。この二通りくらいしかないはずなんです。

ところがＡの人から取り出すときに、じゃあこれはどんな病原体なんですかっていうときに、マーカーも何もないもんだから、取り出して増やすという事実もないわけです。要するに、病原性の証明もできないし転移性の証明もできない。そうすると一体何を今測っているのかがわからない状態なんです。

Ａの人から見つかった、Ｂの人からも見つかった、「はいうつりました」というのは、多くの人が勘違いしていることです。この２人に共通の遺伝子があるのは当たり前なんです。だから、検査すれば出ましたというのは、検査でもなんでもなくて、ただ何かの遺伝子を増幅しましたと言っているにすぎない。ＰＣＲは遺伝子検出の道具であって、病原体の検査に使ってはならないんですよ。

船瀬　キャリー・マリス（生化学者でＰＣＲの発明者）がそう言っていましたね。彼は、泣きながらインタビューで訴えています。「私のＰＣＲが金儲けのため、悪い人たちに悪用されている」と。

大橋　キャリー・マリスも、もともとＰＣＲを発明した時は遺伝子工学のツールとして使えるとしてずいぶん期待していたんですが、ある時、献血の血液中にあるＨＩＶ、エイズの病原体ですね、これを検出するのにＰＣＲが使えないかということで、ある会社の顧問になったんです。その時、遺伝子を調べることによってＨＩＶが調べられるとするならば、本当にＨＩＶがエイズの病原体であることが証明されているんですか、という疑問をもつんです。ＨＩＶそのものはフランスのリュック・モンタニエが分離して発見したと言われているけど、本当にこれがエイズの病気を発症するかということについて、だれか調べていますか、ということです。

けっきょく、モンタニエはノーベル賞をとっているけれども、でも実際の発症実験はいまだに成功していない。モンタニエがノーベル賞をとったＨＩＶウイルスというのは、病原体としてはまだ証明されていないということになるんです、実は。

ＰＣＲを使うといろんな人にＨＩＶの病原体が出ました、でもそれは本当にエイズの病原体だったんですか、となる。そうすると、ＨＩＶを原因とするエイズの患者さんというのは、本当にエイズの患者さんなのかということになってくる。

当時、エイズの治療に抗ガン剤の一種であるＡＺＴなどの危ない薬を使って、うつす病気だからといって病院に収容されて治療を受ける人がたくさんいて、アフリカでたくさんの人が亡くなった。ＰＣＲがＨＩＶの診断に使われて、新しいＨＩＶのウイルスが見つかったということになったら、患者さんがどんどん増えるわけですね。それを見てキャリー・マリスは、自分の発明したＰＣＲがこんなことに使われている、と。ＰＣＲを使えば感染症が捏造できる、というようなことに彼も気づいたんです。それで、ＰＣＲがいかにインチキに使われているかということを、彼の後半生において講演なんかで言うようになった。

船瀬　診断や検診には一切使わないでくれと言っていましたね。「悪魔のような人たちが私のＰＣＲを金儲けに使っている。こんなことならＰＣＲなんてこの世から消えた方がいい」とまで言っていました。

大橋　すでにＨＩＶの研究をしている人たちもそうですが、大きな医療利権みたいなものができているわけですね。そういう人たちからすると、キャリー・マリスがインチキだとか言っているわけではないんですが、ＰＣＲは誤判定を生むといったようなことを言われると立場がまずい。ＰＣＲは病原体の検査に使うということこういうことが起こりうることに警鐘を鳴らしていたのが真相だと思います。

船瀬　パンデミックというのは〝プランデミック〟（計画されたパンデミック）であって、２０１９年の暮れに開始されることが決まってたんですよ。ところがＰＣＲ検査を使おうとしていたら、そのノーベル賞ももらった発明者キャリー・マリスが「検診には絶対使ってはいけない」と言い始めたもんだから、「ちょっとあいつやべぇ」となるわけですよ。そして、偽パンデミックが始まる直前に自宅で、遺体で発見された。死因は〝肺炎〟というが、私は100％口封じで暗殺されたと思っています。

もう一つ、ディープステートの連中が武漢で作らせたウイルス、これは失敗作でした、毒性が弱すぎた。でも時間切れになってしまってウイルス群を撒いたんじゃないかと思いますよ。

大橋　本当に撒いたかというのは、実はこれは当時の武漢で路上で倒れている人の映像、あるいは病院で寝ている人のもありましたが、本物でしょうかね。マネキンではないかといった話もありますけれども……。

私たちは検査法の開発とかしていたからわかるんですが、そもそも検査法の開発をするには本物の病原体がなければできないんです。それに、もともと遺伝子をもっていたかどうかを、過去の検体を使って調べます。もとからあったものなら新たに来たものとは言えないはずだし、そもそも確実にもっていないだろうという人を調べます。

船瀬　〝やつら〟は、計画を立ててタイムリミットがあるから、イケイケで突き進むしかなかった。

大橋　当初ダイヤモンド・プリンセス号が来た時にはまだ日本国内には広がっていなかったはずなのですが、その時にすでに国立感染研はＰＣＲ法を開発していて、ダイヤモンド・プリンセスの乗客を検査しましたよね。その時、日本国内でかかっていない人はいくらでもいたはずなので、普通はその比較としてコントロール（対照群）を置くはずなんです。いや、必ず置きます。しかし、今回は置いていないでしょということが、まず私はその話を聞いた瞬間に思って、これはおかしい、と。コントロールを置くのはものすごく簡単、いくらでも感染していない人はいたわけですから。これをやらないところにトリックがあるなと気づいていました。

こんなことに気づく人はいくらでもいるはずと思っていましたが、これは30～40年前の認識だったようです。当時は大学の先生のなかで診断法の開発をするという人も結構いた。ただ今は、ほとんど検査会社が作っちゃって大学の先生がそんなことをしなくなったので、そうすると専門家が大学にほとんどいないということに気付いたんです。

船瀬　僕は、日本の大学のほとんどは崩壊すると思っています。今の大学には勇気のカケラもない。信念と勇気なき学者は去れ！　ですよ。

大橋　往々にして、やれば簡単なことをやらないというのは問題ですよね。ガンの切除方法もそうです、細胞を増やすのは学生でもできます。それをやらない。そして似たものをガンと診断する。ＰＣＲでも似た遺伝子を陽性と診断する。

ただ、ＰＣＲ検査といいますが、メーカーが出しているのは遺伝子検出キットなんです。検査とは書いてなくて、厚生労働省も検査として承認しているわけではないです。ＰＣＲを検査ということ自体間違いです。

もっとややこしいのは抗原検査。イムノクロマトグラフィーという方法なんだけど、これは抗体を使ってやるんですが、これも抗原の検出なんです。ただ、ＳＡＲＳ–ＣｏＶ–２抗原検査キットとして承認されているから、これが間違う元になってる。ＳＡＲＳ–ＣｏＶ–２というものが証明されていなければ、ＳＡＲＳ–ＣｏＶ–２抗原というものと似ているものを見つけますという検査キットでしかなくて、病原体を検出するものとは違うんですよ。皆さん抗原検査キットは病原体を見つけるものだと思ってますが、そんなことで承認されているわけではない。

元の抗原がウイルスの病原体として証明されていなければ、何の意味もないんです。それを自治体が無料で配ったりしているから、検査キットだと思ってしまう。

船瀬　壮大なる詐欺ですよね。自治体まで詐欺犯罪を犯している。

大橋　これは、「消防署のほうから消火器を売りに来ました」というのと大して変わりない。もっと巧妙だけど。非常に言葉が、一字一句点検しないと信用できないということ。

船瀬　これはね、マスコミやジャーナリストが点検して言うべきなんですよ。でも誰もやらなかった。マスコミ人も勇気をなくした。こうして日本は弱体化し、地獄に堕ちていく。

大橋　ちょっとしたことなんだけど、自治体職員も勘違いしていると思いますよ。こういう紛らわしい言葉の使い方、これは国立感染研の人はよく知っています、それはプロですから。実は私もその仲間なんですが。あんまり言えないけど（笑）。

船瀬　抗原検査キット、ＰＣＲ検査キットって言ってるのに、「あれは検査じゃない」と言われたら「エーッ」ってなりますよね。初めからすべてはメチャクチャだ！

大橋　検査は検査なんだけど、ＳＡＲＳ－ＣｏＶ－２抗原検査だから、これが病原体と同定されていなければ病原体ではない。ただタンパク質が似ていますねというだけであって、検査として何の意味があるかというと何の意味もないかもしれない。

船瀬　あと、ＰＣＲ検査で見つけるＤＮＡのゲノムも、３００分の１だっていうじゃないですか。ウイルスのかけら以下！

大橋　ゲノムの長さの３００分の１の、さらにその一部ですよ。

船瀬　これはもう笑い話ですが、３メートルのヒモがありました、そのうちの１センチを調べて残りの２メートル99センチを特定できるのかい？　ということでしょ。こういう指摘をメディアは一切しない。そして、学界も言わない。まぁ両方とも〝悪魔〟に乗っ取られているから、あたりまえ。気づかぬ国民はお花畑の住人だ。

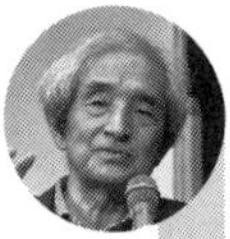

大橋眞の視点

「ＰＣＲを病原体検査に使ってはならない」はずだが……

ＰＣＲは、米国の生化学者キャリー・マリスが発明した、試験管内で遺伝子断片を増やす技術です。遺伝子の類似性を利用して遺伝子の検出に使われることがあります。短い領域の遺伝子であれば、95％以上の類似性がある遺伝子については、ＰＣＲを使うことによってその存在を簡単に調べることが出来るのです。

95％の類似性が遺伝子検出の条件ということは、実際には目的外の遺伝子も検出されてしまうことがあります。目的とする遺伝子が多量に検体中に含まれる場合には、95％の類似性であっても無事に目的とする遺伝子を検出できますが、目的外の遺伝子が検体中に多量に含まれる場合には、目的とする遺伝子とは全く関係のない遺伝子が増加するために、結果として目的とする遺伝子の検出はできません。このようにして目的とする遺伝子が全く含まれていない場合でも、遺伝子の増幅が起こってしまうのです。

ＰＣＲの遺伝子増幅は、1サイクルで遺伝子が2倍になります。40サイクルで、理論上は1兆倍にも増えるのですが、実際には数億倍程度の遺伝子増幅が起こります。40サイクル以上になると、目的としない様々な遺伝子増幅が起こります。通常はこのような遺伝子増幅は意味がないので、35サイクル程度に留めます。

今回の咽頭スワブというような、何が入っているのかわからない検体においては、目的としない遺伝子増幅が起こりやすくなります。発熱などの症状がある人や気管支系の症状のある人は、健常な人に比べると咽頭スワブの検体の中に大量の遺伝子が含まれるため、ＰＣＲ検査で陽性が出やすくなります。ＰＣＲ検査により病原性ウイルス遺伝子を検出するわけではなくても、このようなことが起こってしまいます。一見すると、まともな病原体検査のように見えてしまうのですが、実際にはこれは病原体検査とは無関係な反応であり、偽陽性反応の一種です。

このような一般的な偽陽性反応とは別に、意図的に偽陽性反応を起こすことも可能です。病病原体の遺伝子情報に、偽の遺伝子情報を紛れ込ませるという方法です。偽の遺伝子情報として、病原体でない常在性の微生物やウイルスの遺伝子や体細胞の遺伝子があります。これらの遺伝子情報が病原体とされている遺伝子情報の中に紛れ込んでいると、偽陽性反応を簡単に出すことが出来ます。

遺伝子情報の中に偽の遺伝子情報が紛れ込んでいることを調べるのは、容易ではありません。ただし、検出しようとしている遺伝子について、PCR反応を起こすために使用する短い遺伝子領域（プライマー遺伝子）の遺伝子情報を、遺伝子情報バンクで照合することはきわめて簡単です。実際に、国立感染研が開発したPCRによる遺伝子検出キット（PCR検査キット）において使用されているプライマー遺伝子の遺伝子について、米国GenBankの遺伝子情報と類似する遺伝子情報を検索すると、数多くの類似した遺伝子情報が出てきます。プライマー遺伝子と類似した人のゲノム遺伝子が、数多く存在することがわかります。また、人の常在微生物の遺伝子も類似性のあるものが存在します。

通常は、プライマー遺伝子の設計時において、遺伝子バンクの遺伝子情報との照合を行い、このように類似性の遺伝子が多数出現する場合には、プライマー遺伝子の設計をやり直します。

偽陽性反応をできるだけ出さないためには、プライマー遺伝子の設計が極めて重要な問題だからです。国立感染研の開発したPCR検査キットにおいて、なぜこのような偽陽性を出す可能性が高いプライマーが使われているのかについては、不明です。意図的に使われているとは断定できませんが、通常はこのような偽陽性を出しやすいプライマーを使うことは避けるはずです。

PCR検査は擬陽性を出すだけのもの

PCR検査による遺伝子演出において、目標としているのはSARS‐CoV‐2遺伝子です。SARS‐CoV‐2の配列は、中国のある研究グループによって発表されたものです。この遺伝子配列は、2019年12月26日に武漢の病院に入院した重症肺炎の患者の肺から取り出した液体から、病原体を単離せず、液体中の全遺伝子を検体として、次世代シーケンサを用いて決めたとされています。

あくまで推定したものであり、病原体ウイルスの存在を証明したものではありません。このような方法で未知の病原体のゲノム遺伝子の配列が決まるはずもありません。しかし、この遺伝子配列が新しいコロナウイルスの病原体遺伝子であるとWHO（世界保健機関）が発表したのです。実際には、誰一人として、この遺伝子配列が正しいものであるのかを遺伝子クローニングによりチェックすることを行っていません。まして、病原性ウイルスの遺伝子であるという確認は、何もされていません。それにもかかわらず、世界中でこの遺伝子配列に基づいて、

ＰＣＲ検査を始めたことに問題があるのです。

日本においても、ＳＡＲＳ－ＣｏＶ－２の遺伝子配列に基づいてＰＣＲ検査キットの開発が行われました。クルーズ船ダイヤモンド・プリンセス号の乗客から得た検体から分離したウイルスの全ゲノム遺伝子配列が、ＳＡＲＳ－ＣｏＶ－２と99・9％の相同性があったとされています。しかしながら、次世代シーケンサを用いてゲノム遺伝子配列を決める場合には、リファレンス配列の信頼性が必須です。検体中に含まれるすべての遺伝子を構成する膨大な種類の細かい遺伝子断片を貼り合わせて、リファレンス配列の上に積み重ねていくような形になります。もしＳＡＲＳ－ＣｏＶ－２遺伝子が偽物であった場合には、これをリファレンスとして次世代シーケンサにより遺伝子配列を決めると、決定された遺伝子配列も偽物になってしまいます。

実際には、人間のゲノム遺伝子には、未知の遺伝子がたくさん存在します。人間のゲノム遺伝子は一人ひとり異なりますが、特にタンパク質に翻訳される領域は全体の５％程度です。

人間のゲノム遺伝子以外にも、ＳＡＲＳ－ＣｏＶ－２遺伝子と類似した遺伝子断片を持った常在微生物の遺伝子も存在します。咽頭スワブの検体中には、山のような未知の遺伝子が含まれており、その中にはＳＡＲＳ－ＣｏＶ－２遺伝子と類似した遺伝子がたくさん存在しています。

さらに、ＳＡＲＳ－ＣｏＶ－２遺伝子自体に、人間のゲノム遺伝子断片や常在微生物の遺伝子などが紛れ込んでいる可能性があります。次世代シークエンスという方法では、人間のゲノム遺伝子や常在微生物などの遺伝子が混入する可能性を否定できません。

したがって、SARS–CoV–2の遺伝子配列が偽物でないことの確認は、次世代シーケンサやリアルタイムPCRでは不可能です。

SARS–CoV–2遺伝子が実存する可能性は限りなくゼロに近いはずです。まして、SARS–CoV–2の遺伝子配列を持った病原性ウイルスを発見することは、ある意味では宇宙人を発見するよりも困難ではないかと思われます。

現時点においても、SARS–CoV–2が偽物でないことの確認は出来ていません。当然ながらSARS–CoV–2をゲノム遺伝子とするウイルスの存在証明があるはずがありません。従ってSARS–CoV–2ウイルスの病原性の確認をする方法もないわけです。SARS–CoV–2ウイルスの伝染性を確認する方法がないのは当たり前なのです。

SARS–CoV–2の存在証明がないからといって、SARS–CoV–2が存在しないと証明することは論理的に不可能です。SARS–CoV–2の遺伝子配列に基づいたPCR検査や抗原検査が未だに行われているのは、もしSARS–CoV–2が存在していたら、病原性ウイルスの可能性があるという理屈のようです。

これまで1000万人以上のPCR検査陽性者を出しながら、SARS–CoV–2の存在証明ができていないのです。つまりPCR検査は、偽陽性を出すだけのものであり、病原体を見つけ出すことには何の貢献もしていないことが明らかになったのです。したがって、もうこれ以上PCR検査によりSARS–CoV–2を探すことは、医学的にも何の意味もないのです。

病気の診断をするのは医師です。医師がＰＣＲ検査の結果に基づいて、新型コロナウイルス感染症の診断をすることは、法律的には問題がありません。意図的に診断を捻じ曲げれば別ですが、仮にＰＣＲ検査が病原体の検出に何の役にも立たないとしても、医師がＰＣＲ検査の結果により、新型コロナウイルス感染症であると診断を行っても、法的に責任を問われることは通常はないはずです。この状態が続くと、病原体は未確認のままに、新型コロナウイルス感染症の患者はいつまでも出続けることになります。そして、新型コロナウイルス感染症と診断される人が増えると、再びマスクや3密を避けるなどの大騒ぎになりかねません。

病原体は未確認であっても、インチキなＰＣＲ検査により病原性ウイルスがまん延しているという社会が作られてしまうのです。怨霊により病気が発生するとされてきた時代と何も変わりません。新型コロナ感染症騒動によって、実際に病原体は存在しなくても、恐ろしい感染症がまん延しているという社会をつくるための仕組みとして、ＰＣＲ検査が利用されるという問題が実証されてしまったようです。

似たようなことは、エイズの病原体とされているＨＩＶでも起こっています。ＨＩＶの病原性については、未だに証明が出来ていません。この事実は、病原体が未確認であるということになるわけですが、これまでの検査は一体何を調べていたのかという疑問が出てきます。

病原体の感染の有無を調べるのが病原体検査の目的です。病原体検査が病原体を検出していないのなら、インチキ検査になってしまいます。病原体検査が病原体を検出しているというのであれば、その証拠が必要です。病原体検査で陽性になった人から、実際に病原体の存在を証明出来るはずです。1000万人を超える病原体検査陽性者から一人も病原体を証明出来ないのであれば、やはりその病原体検査法がインチキであり、そもそも病原体の存在自体を疑う必要があります。

偽検査キットが市販されている

誇大な医薬品の広告は、薬機法で固く禁じられています。しかし、病原体を検出できることが証明されていないPCR検査キットであるにもかかわらず、病原体が検出されると誤解が広まっています。しかも抗原検査キットについては、病原体を検出するという証明のないままに、体外診断用の医薬品として厚生労働省から承認されているのです。SARS‐CoV‐2抗原の検出用であるにもかかわらず、病原体ウイルスを検出する検査キットであるという誤解が広がっているのは、一体どのような仕組みがあるのでしょうか。

体外診断用の抗原検査キットには、SARS‐CoV‐2抗原検出用の体外診断という記載があります。ある大手製薬メーカーから発売されている診断キットの添付文書には、使用目的として、「鼻咽頭ぬぐい液又は鼻腔ぬぐい液中のSARS‐CoV‐2抗原の検出（SARS‐CoV‐2感染の診断の補助）」と記載されています。注意事項として、「検査に用いる検体については、厚生労働省より公表されている「新型コロナウイルス感染症（COVID‐19）病原体検査の指針」を参照してください」というように、いかにも病原体検出に使えそうな印象をもたせる単語が散りばめられています。

しかし、SARS−CoV−2病原体ウイルスという言葉は使われていません。「SARS−CoV−2感染の診断の補助」は、SARS−CoV−2が病原体ウイルスであるかのような印象をもたせる表現ですが、SARS−CoV−2感染の定義が書かれていないので、SARS−CoV−2感染が何を意味するのかは不明です。このキットでSARS−CoV−2の抗原の一部が見つかったとしても、その意味付けについては、一般消費者や患者の診断にあたる医師に任されているというところでしょうか。

このような紛らわしい表現を多用した怪しい検査キットが、街の至るところにあふれる社会になっている背景には、企業のモラルが低下していることがあるようです。企業のグローバル化との関連が疑われます。

キャリー・マリスの遺言は語り継ぐべきだ

キャリー・マリスが生前、「PCRは病原体検査に使ってはならない」という趣旨の発言をしていたのは、有名な話です。実際に彼は自身の講演会においても、PCRの利用に関して疑問を呈する発言を繰り返していました。通常は、ノーベル賞を受賞した自身の成果についてPRするはずですが、彼の場合は逆に、自身の輝かしい発明に対して警告を発していたのです。

その背景には、献血中のＨＩＶウイルスを調べる仕事をしていたときに、ＨＩＶウイルスの病原性に関して疑問を持つようになったことがあります。実際にＨＩＶがエイズの病原体であると科学的に証明されているのかを調べたところ、これを証明する論文が存在しないことに気づいたのです。ＨＩＶの発見という功績によりノーベル賞を受賞したフランスのモンタニエ自身も、ＨＩＶがエイズの病原体であることを証明出来ていないことになるのです。そうだとすると、ＨＩＶとは一体何なのか、そしてＨＩＶウイルスを検出するためにＰＣＲ検査をすることに何の意味があるのか、という疑問へと発展していくわけです。

ＨＩＶに病原性が確認できないとすると、ＰＣＲ検査によりＨＩＶ遺伝子を検出する事業は、献血中の病原体を検出することにはなりません。むしろ、献血の提供者に対してＰＣＲ検査陽性判定を行うことにより、ＨＩＶというエイズの病原体保有者という烙印を押すことになってしまいます。ＰＣＲ検査が病原体の検出に役立つのではなく、ＰＣＲ検査が病気でない人を病気であると判定する道具に使われているという、とんでもない事実に気がついたのです。

ＨＩＶの病原性に関してキャリー・マリスが疑問を持つようになった結果、ＨＩＶの研究者は大いに反発するようになりました。すでに多くの利権構造がＨＩＶ関係に形成されていました。エイズの問題が世界を賑わすようになって以来、ＨＩＶの判定は抗体検査で行っていましたが、ＰＣＲ検査の導入によって、非常に高感度なＨＩＶの検出法が出来たことになります。これによる大きな市場拡大が期待できるので、ＨＩＶ研究者の期待も大きかったはずです。

さらに大きな利権構造は、エイズの治療薬を提供してきた製薬業界に存在しています。既に数多くの抗ＨＩＶ薬が開発されており、生涯にわたって服用する必要性があることから、大きな市場を形成しています。ＰＣＲ検査などの遺伝子検査は、ＨＩＶ研究者と製薬会社の大きな利権構造を形成する上で、欠かせないものになっていたのです。もはやＨＩＶの病原性については問題にしたくない、というのがＨＩＶ研究者の本音という雰囲気があります。

病原体の証明は大変時間のかかる作業です。実際、エイズが世界中で大きな問題になって40年以上経過していますが、未だに病原体証明がされていないのが現実です。それに対し、遺伝子情報によるＰＣＲ検査法の確立は簡単です。今回の新型コロナでは、検体を採取してから10日ほどで遺伝子情報が決定され、それからさらに10日ほどでＰＣＲ検査法が確立されました。このＰＣＲ検査によりＷＨＯによるパンデミック宣言が出されたのは、それから1か月後です。

もはや病原体はなくても、ＰＣＲ検査により感染症パンデミックが作れる時代になったということを、キャリー・マリスは訴えていたのです。しかし、残念ながら、新型コロナのパンデミックが起こる直前の２０１９年8月に、キャリー・マリスは謎の死を遂げてしまいました。

感染症という分野に関わる利権構造を明らかにしない限り、本当の問題点に迫ることはできません。ＰＣＲ検査の問題は、遺伝子工学の分野がこの利権構造に組み入れられたことを意味します。遺伝子工学という分野に将来の夢を託して、進路を決めた学生も多いはずです。キャリー・マリスの遺志を引き継いて、ＰＣＲ検査と利権構造についての警鐘を鳴らす人が増えない限り、同じような感染症騒動が繰り返されかねません。

3　有害なワクチンほど「有効性」は高くなる

大橋　検査法の問題については私も本に書きましたが、非常に注意深く読んでいくと全部書いてあるんです。もうすでに書類が厚労省から出ていて、それを読むと書いてある。それを皆さんが読むのは大変かもしれないので、私はわかりやすく本に書いたつもりです。

ワクチンの問題もそうです。ワクチンの承認書類にすべて書いてあるんですよ、問題点が。だけどそれが共有されていない。そんな数字誰も読まないから。だから私は、わかりやすくして全部本に書いたんです。そうしないと、テレビの情報なんていうのはほとんど100％触れていないから。

大事なのは、そうしたネガティブな情報が元から出ていないわけじゃないから、出した側は「自分たちは出しましたよ」ということになるんです。しかし、これをきちんと読み解けずに勘違いしている人が非常に多い。行政の人も、おそらく県レベルだと勘違いをする人がほとんどでしょう。お医者さんなんかもほとんど勘違いするでしょう。

船瀬　多くの日本人は、その勘違いで死ぬんですよ。いや、〝殺される〟。この戦慄の現実に、誰も気づいていないことが悲しい。
大橋　それで、ワクチンというものが予防接種である、と。このワクチンと予防接種の使い分けも厳密に定義されていて、ワクチンが感染の防止あるいは伝染の防止に役に立つと思ってる方が結構いらっしゃって、そういう方がワクチン接種をされている。
船瀬　医学関係者でも本当に信じている人が多いんですよね。アタマが単細胞というか、政府の言うこと、ファイザーなどの言うことを丸呑みで信じている。

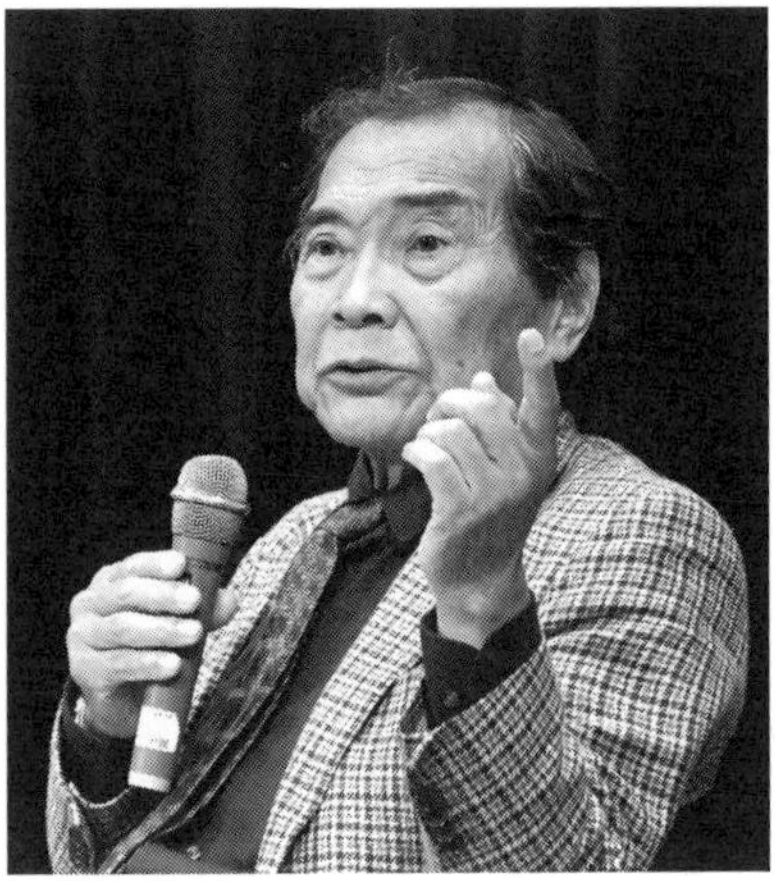

大橋　なかなか難しいのはワクチンの有効性証明なんですよね。本当の証明方法は有害な事象がどれくらい減るかということを調べなきゃいけないはずなんです。それが減ればワクチンの対象としている感染症が減って、その結果として有害な事象が減るという理屈です。ところがコロナワクチンに関しては、対照群と比べてコロナワクチンを打っている人には10倍有害事象を発生している、と。これ、実はワクチン承認書類にちゃんと書いてあるんです。
これはコロナが流行しているというフィールド――海外ですが――そこで治験をしていますから、そこでのデータのはずです。このワクチンが有効であると言うには、この有害事象が減

らなければそう言えないんです。

船瀬　ところが、ワクチンを多数回打った人ほどコロナにかかっている！　やつらのウソはバレバレだ。

大橋　皆さん、ワクチン開発当初に言われた95％の有効率を信じているんですが、これはお医者さんがコロナと診断した人が５％になったというだけです。残りの大部分は有害事象、たとえば発熱した人がたくさんいたとしても、ワクチンを打った人はほとんどワクチンで発熱しますね。そうすると感染症（コロナ）と診断される人はごく一部になる。一方で対照群（ワクチンを打っていない人）は、他の感染症、風邪でもなんでも発熱したらコロナかな、という人が結構出る。有害なワクチンであればあるほど、感染症を原因とした発熱の症状は減る。だから有害なワクチンほど有効性が高いという結果になるんです。ここに数字のマジックがある。でもこれ、すべて公表されているデータなんですね。

普通は、ワクチンを打ったら有害事象が減らなきゃいけない。抗ガン剤もそうです。抗ガン剤が有効ならば、これを投与して寿命が延びなきゃいけない。だから、本当に純粋な毒薬でもガン患者を減らせるのと同じ理屈なんです。

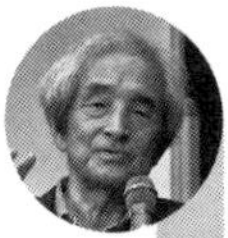

大橋眞の視点

有害なワクチンほど有効性が高くなるという不思議

一般的な感覚からすると、有効性が高いワクチンは良いワクチンであるという印象を持ちます。しかし、良いワクチンであるかどうかを有効率で判断することは出来ません。

物事を判断する指標として、リスクとベネフィットの大きさを比較することが必要であるとされています。この考え方がワクチンの有用性を考えるために取り入れられており、ワクチンの有効率はベネフィットの指標であり、副反応はリスクの指標であるという考え方が一般的になっているようです。

副反応はリスクの指標であるという考え方は間違いではないのですが、実情を正確に反映していないところがあります。副反応の認定は、原則として医師の診断結果です。医師が副反応であるという診断をしない限り、副反応としては認められません。さらに、ワクチン後遺症としての認定には、厚労省審議会副反応検討部会の審査を経る必要があります。この審査により認定されない状態では、「副反応疑い」という扱いです。

副反応の認定には因果関係の証明が必要です。しかし、実際には厳密な因果関係を証明することは至難の業です。事実として、ワクチン接種との因果関係が否定できないとして、ワクチン接種による副反応による死亡が認められた例は限定的です。

副反応の認定とは別にワクチン接種による健康被害を救済する制度が設けられており、こちらは、疾病・障害認定審査会という副反応の審議会とは別の委員会で審査されます。ワクチン接種と健康被害についての医学的な因果関係について、副反応の認定のような厳密さが求められないことから、より多くの死亡事例について認定されています。

しかし、この場合においても、非接種者がワクチン接種による健康被害として申請を行う必要があります。申請が行われない場合には、この数字に反映されません。

最もワクチン接種による有害事象の程度を反映していると考えられるのが、超過死亡数の増加です。ワクチン接種が始まった令和3年と令和4年を合わせると、約17万人の超過死亡者数になっています。コロナパンデミックが始まった令和2年の超過死亡者数は若干のマイナスになっていることから、感染症の影響は考えられません。ワクチン接種による有害事象として、20万人近くの死亡数が疑われています。

超過死亡者数の変動によって推定する利点は、医師の診断も健康被害の届出も必要ないために、本人の自覚や意志、医師の診断とは関係なく数値化できる点です。

ワクチンをめぐる問題を理解するために最も有用な文書は、ｍＲＮＡワクチンの承認書類です。ワクチンの理解のために必要な最低限度の項目やデータが示されています。ワクチン承認書類には、有効率95％の算出根拠が記載されていますから、これに関係するデータをたどっていけば良いのです。

その結果、一つの奇妙な現象に気が付きました。ワクチン承認書類には、ワクチン接種群とプラセボ群について、コロナ感染の診断数と副反応と共に、両群での有害事象の発生数が記載されています。有害事象は、副反応と違って医師の診断結果ではありません。ワクチン接種との因果関係を診断するのではなく、ワクチン接種後に発生した有害事象をすべてデータ化しています。副反応の件数は、医師の診断という主観的な要素が入り込むので、データの客観性に欠けます。ワクチンの有効率に使われるコロナ感染の診断数は、ほぼ完全に主観的な数値です。PCR検査もやっていますが、必要条件として使っているのに過ぎません。

コロナワクチン接種にある「未必の故意」

ワクチン接種によるリスクを客観的に表したのが、有害事象の発生数です。ワクチン接種によりコロナ感染というリスクを回避できるなら、ワクチン接種群において有害事象の発生数が減少するはずです。より厳密には、ベネフィットからリスクを差し引いた数値が、ワクチン接種群における有害事象の発生数の減少になるのです。すなわち、有害事象の発生数の差は、リスクとベネフィットの差と等しくなります。

ワクチン承認書類のデータでは、ワクチン接種群における有害事象の発生数は、プラセボ群と比較して、圧倒的に多くなっています。例えば発熱は、ワクチン接種群ではプラセボ群の17

倍も多くなっています。疲労、悪寒、頭痛、筋肉痛においても、ワクチン群はプラセボ群の数倍も多くなっています。これらの結果を単純に考えると、ワクチン接種におけるリスクは、ベネフィットを遥かに上回るということになります。

このワクチン接種によるリスクを最も反映していると考えられるのが、有効なデータ数です。ワクチン接種群とプラセボ群各2万人ほどの被験者が参加していますが、2回目の接種後7日目までに3000人ほどが途中でリタイアしています。被験者にはかなりの金額の報酬が支払われているはずであり、途中でリタイアすることは、せっかくの報酬を放棄することに繋がりかねません。それにもかかわらず、途中でリタイアした人が全体の7％もいたことになります。この中には、重篤な有害事象が発生した事例が多数存在すると考えられますが、それらの事例は承認書類のデータには含まれません。

日本における超過死亡者数の16万人は、接種者全体の0・2％ほどに相当します。ワクチン接種群2万人の0・2％は、計算上は40人です。仮に、この程度の数の人が治験の途中で死亡したことによりリタイアしていたとしても、2万人中の40人ですからほとんど目立ちません。また、治験の書類には全く反映されておらず、その内容については知る由もありません。

治験においてはほとんど誤差の範囲で済まされそうな事例の数であっても、日本全体に一気に拡大して治験中のワクチンを接種すれば、数十万人の犠牲者が出る可能性があることは、治験の書類からも推定可能であり、ワクチン接種前から予測値としてわかっていたはずです。それにもかかわらず、「日本国民全員に接種する」「1日100万回」というような目標設定がなされていたことは、「未必の故意」を感じさせるものです。

意味のない検査が混乱の原因

有効性という言葉を聞くと、「客観的なデータ」「科学的なデータ」「信頼の出来るデータ」「効果効能という点で良いものであるという証明」というような印象を持つ人が多いかもしれません。今回のｍＲＮＡワクチンの有効性は、治験により95％や94・5％といった驚異的な数値が示されました。この高い有効率の数値を信じて、ワクチン接種を受けた人も多かったようです。

しかし、有効性という数値は、あくまで一つの指標に過ぎません。その数値がどのような意味を持つのかを理解しないと、とんでもない誤解を生み出してしまいます。ワクチンの有効性という数値は、非常に誤解を生みやすい言葉の典型かもしれません。

なぜなら、ワクチンの有効性は、医師の診断結果を元にして集計したものだからです。医師の診断には主観的な判断が入ってきます。ワクチンの有効性を調べる治験においては、感染症の診断です。ワクチンの対象とする感染症の病原体に感染しているかどうかを、医師の診断によって判定します。

もし、感染症の病原体に感染していることを客観的に診断する方法があれば、その診断結果は客観的なものになり得ます。しかし、実際には病原体に感染していることを客観的に診断する方法があることは稀です。体内の病原体検出が簡単ではないからです。

通常は、どのような手段を使っても、体内の病原体検出を間違いなく行う方法は存在しません。ある病原体が体内に存在することを正確に検出できないために、病原体の直接的な検出に代わる方法で、病原体の存在を推定します。これが間接的な病原体検出法です。

病原体に対する抗体や、病原体の抗原の存在によって、病原体の存在を推定するのです。しかし、このような方法では、一定レベルの誤差が生じることは避けられません。実際には病原体が存在しないにもかかわらず、抗体や抗原が検出される場合もあります。あるいは、病原体が存在していても、抗体や抗原が検出できない場合もあります。このような誤差をできるだけ小さくするために、検査法の工夫をするのですが、一体どのくらいの誤差があるのかを知ることも困難です。体内の病原体を正確に調べる方法がないと、抗体や抗原を調べることによる誤差を測定する方法も存在しないからです。

ＰＣＲ検査のような遺伝子検査も同様です。体内の病原体の存在を推定する方法として、体外である咽頭の粘膜上の遺伝子を調べることが適切であるのかという問題があります。体外の遺伝子を調べることにより、体内の病原体を検出できる保証はありません。また、どのくらいの誤差があるのかを推定する方法すら存在しません。

このように、体内の病原体の存在を知る方法としての病原体検出が、あてにならないことが多くなってしまうのは、ある意味では自然の摂理です。技術の進歩によって解決できる問題ではないところがあるのです。

このような理由から、体内に存在する病原体の推定方法として、医師による診断が行われることが一般的です。医師が患者の症状を診て体内の病原体の存在を推定するのです。

この場合に患者の症状が、病原体の同定に使えるのかという問題があります。ある病原体の引き起こす症状が、他の感染症にはない特色がある場合には、病原体の同定に使える可能性はあるかもしれません。

症状だけでなく、それ以外の情報が診断の補助に使える場合もあります。ある病原体の感染によって、他の感染症では起こり得ないような抗体や抗原が検出される場合に、これらの情報を診断の補助として使うことがあります。今回のように、ＰＣＲ検査のような遺伝子検査の結果を診断の補助に使うことが絶対に不可能というわけではありません。

しかしながら、このような補助診断のツールとして使用するためには、あらかじめ抗体や抗原、そして遺伝子などの検出が、有効であることが科学的に証明されている必要があります。さらにこの証明には、病原体が特定されていることが必須です。病原体が特定されないと、抗体や抗原と考えているものが、一体何に由来しているのか知るすべがないからです。そのために、抗体や抗原を測定したとしても、この情報が病原体の存在を知るための補助として使えるのかどうかもわかりません。

ＰＣＲ検査のような遺伝子検査の結果を、診断の補助ツールとして使う場合には、さらに大きな問題があります。そもそも、検査の対象としている遺伝子情報が本物であるのかどという問題です。

遺伝子情報は、基本的に机上で作成された文字情報に過ぎません。その気になれば、簡単に偽造することも可能です。全ての人間は共通の遺伝子を持っています。また、ゲノム遺伝子の中には、ある人種の中に高い頻度で存在する遺伝子もあります。遺伝子情報が何に由来するのかを調べることは、容易ではないのです。遺伝子情報バンクを検索することは容易ですが、遺伝子情報バンクに登録されている遺伝子情報は、人間の遺伝子全体をカバーしているわけではありません。したがって、遺伝子情報を調べただけでは、病原体の遺伝子を検出しているのかどうかもわかりません。

そもそも、病原体が証明されていない段階において、遺伝子検出が病原体の検出に有効であるという証拠を出すことは不可能です。病原体の証明にはコッホの4原則を満たすことを示す必要があります。これには少なくとも数年の時間を要します。

今回のワクチンの治験において、ＰＣＲ検査は補助診断として使われました。しかしながら、このＰＣＲ検査が病原体を検出しているのでなければ、補助診断として意味があるのかも不明です。補助診断としてＰＣＲ検査が不適切であることは間違いなく、これが今回の感染症騒動の大きな要因になっています。これは、診断する医師が、ＰＣＲ検査を診断の補助に使っているのではなく、診断の主要な根拠に使い、症状を診断の補助に使っていることから起こった問題です。病原体証明のない無症状感染者の存在はその典型です。

ワクチン承認は症状で診断しているという不思議

このような通常の感染症の診断における問題点とは異なり、治験においてはＰＣＲ検査の結果は必要条件としています。つまり、ＰＣＲ検査を診断の補助に使っており、ＰＣＲ検査は大きな影響を与える要因にはなっていません。

むしろ、今回のワクチンの有効性の算出に関する最も大きな問題は、症状による医師の診断結果です。その原因は、ワクチンの引き起こす副反応が、感染症の症状と極めて類似していることです。ワクチンの副反応が感染症の症状と極めて類似しており、その副反応の頻度が、その地域の感染症の発生頻度よりも遥かに上回っている場合には、症状から感染症を診断することが困難になってしまいます。症状からは、ワクチンの副反応か感染症の症状かを区別することが難しいためです。

例えば発熱という症状を例にとって考えます。今回のワクチンは、発熱の副反応が非常に高頻度で発生します。２回目ワクチン接種後１か月までに発熱の有害事象を発生した人は１２５５人ですが、この中でワクチンの副反応と診断された人は１２４２人です。差し引きすると13人が感染症などによる発熱と診断されたことになります。つまり、発熱という症状を呈する被験者の1％が感染症によるものであり、99％がワクチンによるものであると診断したことになります。

問題は、発熱症状を呈した人の1％が感染症であるということが、どの程度信頼できるかです。発熱の原因は1つとは限りません。ワクチンの副反応と感染症の両方が発熱の原因となっていることもあり得ます。発熱という症状だけでは、原因が1つなのか、それとも複数の要因が重なっているのかを判定することは不可能です。この1％が感染症に起因する発熱であるというデータは、ワクチンの副反応であることが考えにくいという状況証拠から、結果として感染症と診断された可能性が高いのです。

しかし、副反応と診断された99％の中に、感染症が原因となった発熱の症状を呈する人が含まれていても何の不思議もありません。副反応としての発熱と感染症が原因の発熱とが重なってしまった場合にも、ワクチンの副反応であると診断される可能性が高くなります。その結果、感染症と診断される人が減少するために、見かけ上はワクチンの効果で感染症の発症を抑える効果があると判定されることになってしまうのです。

また、治験は観察者盲検で行われているために、医師はワクチン接種群とプラセボ群を知らされていませんが、被験者はワクチンを接種されたのか、それともプラセボを接種されたのかを知っています。医師は診察時に被験者から情報を得ることが可能なために、実質的には盲検にはなっていません。

ワクチン接種の被験者に有害事象が多発することを医師が知れば、ワクチン接種群においては、ワクチンの有害事象であると判定する確率がプラセボ群より圧倒的に高くなるはずです。その結果として、ワクチン接種群の被験者においてコロナ感染と診断する確率は、プラセボ群と比較して極めて低い値になるという巧妙なトリックです。

すなわち、mRNAワクチンの驚異的な有効率は、ワクチン接種によるリスクが極めて高いことが関係しています。また、感染症の症状とワクチン接種による有害事象の症状を区別することが困難であることも、一つの要因です。

ワクチン接種によるベネフィットが全く無く、リスクが極めて高いワクチンでは、このような高い有効率が算出されるということに注目する必要があります。端的には、ただの毒をワクチンとして注射する場合です。ただし、感染症の症状と一見すると類似した症状を出す毒である必要があります。この場合、ただの毒でも、ワクチンとして高い有効率があるというデータを出すことが可能です。

現状のワクチン承認制度においては、厳密にワクチンの有効率を算出することは不可能です。これは、病原体を確実に体内から検出する方法がないためです。そのために、医師の診断結果に基づいて、ワクチンの有効率を出すしかないのです。医師の診断が正しいことを前提としているわけですが、実際問題として、ひと目見て正しい感染症の判定ができるような感染症は限られています。さらにワクチンによる有害事象が感染症の症状と紛らわしい場合や、ワクチンによる有害事象の発生頻度が感染症の発生頻度より圧倒的に高い場合には、正しい感染症の診断を期待するのは、理屈の上でも無理があるのです。

その結果として、有害なワクチンほど高い有効率があるという治験のデータが出されることになります。有効率のデータは、ワクチンの有用性を全く反映していないのです。

建前上は治験に関わった医師がインチキをしたわけではありません。また、治験の過程も一応は規定に従って行われているために、承認において問題になることがなかったのです。

このような問題は、これまでのワクチン承認においてなかったわけではありませんが、病原体の検出方法として確実な方法がないために止む得ない方法として、医師の診断に基づく有効性のデータがワクチンの有効性を示すものとして使われてきたと思われます。

大橋眞の視点

4　ワクチン接種は止められるのか

大橋　ワクチンが止まるかどうかが問題で、止める仕組みというのがないんじゃないかと。

船瀬　世界で7回も8回も打っているのは日本だけ。まさに、日本人はメディアと政府に〝洗脳〟されて、一億総ゾンビ状態だ。接種拒否しかない！

大橋　制度として止めるには、それなりの理由がいるじゃないですか。というのは、万一の場合に備えて打っておくというのがワクチンの思想でしょ。そうすると、有効かどうかをどこで判定するのか、ということになる。流行が終わったら対象とする患者が出ないので、そうすると効果を判定する「場」がなくなる。にもかかわらず、万が一、と言って続くわけですよね。

船瀬　論理矛盾ですよね。ワクチンは猛毒で、予防効果はまったくない。ただの大量殺人用の〝毒薬〟だよ。

大橋　ワクチンというのはいったん始まると止める仕組みがない。だからWHOが収束宣言をしたというのが大きいんですよ、天然痘の場合は。それでやめることができた。

船瀬　それを今回は、２０２３年3月28日、たしかに健康な人や子どもには打つ必要がないとは言ったものの、収束宣言ではなかった。

大橋　そう、収束宣言ではない。あれはあまり意味がない。

船瀬　論理矛盾ですよね、「新型」コロナなんて最初から存在しないんだから。収束しようがない。初めから無いものを「無くなりました」と言ったら、たんなるバカですよ。

大橋　パンデミックが起こると、ワクチン接種の制度自体が有効かどうかわからないままスタートするじゃないですか、大体は。その時点では普通、感染症があるはずですよね、今回は別として。だから、感染者がいなくなった時点で、ワクチンが有効かどうかもわからなくなる、テストする方法もないし再評価の方法もないという状態になる。だけど、「もし出てきたら困る、だから続けよう」ということになるんですよ。

船瀬　僕は『効果がないどころか超有害！　ワクチンの罠』（イーストプレス）という本を書いた時呆れ果てたのは、たとえばポリオや日本脳炎。これは厚労省の報告で年に２人か３人のレベルなのに、延々と打ち続けてるんですよね。まさに人殺しと金儲けのエクスキューズですよ。「収束」して30年くらい経っているのに、まだワクチン打ち続けている。完全に狂ってる。

大橋　もし出てきたら困るから、という理由ができちゃってるんですよね。それを言われると、絶対に出てこないとは言えないから。

船瀬　費用対効果とリスク・ベネフィットを考えると、合理性はまったくない。年に１人か２人、それも日本脳炎の診断すら誤診かもしれないのに。

大橋　ウイルス検査ができるかどうか、という別の問題もありますからね。だけど逆に言えば、ウイルス検査できないからこそ蔓延するかもしれない、という理屈が生まれる。そうすると、やめるための根拠を探すのが大変難しくなる。

船瀬　悪魔のロジックですよね。そして、ワクチンそのものが接種者を将来殺すための殺人装置にすぎない。

大橋　そういう背景がずっとあって、今回のコロナですよ。ワクチンの理論っていうのは、免疫力を上げて感染防御につながるというようになんとなく一見理論的に思いますが、それをいざ調べようとなると、ものすごく大変なんですよ。

船瀬　それと、近藤誠先生の本で知ったんだけど、結局今までのワクチンはすべての患者、死

■これで「ワクチンが撲滅した」と国民をだました

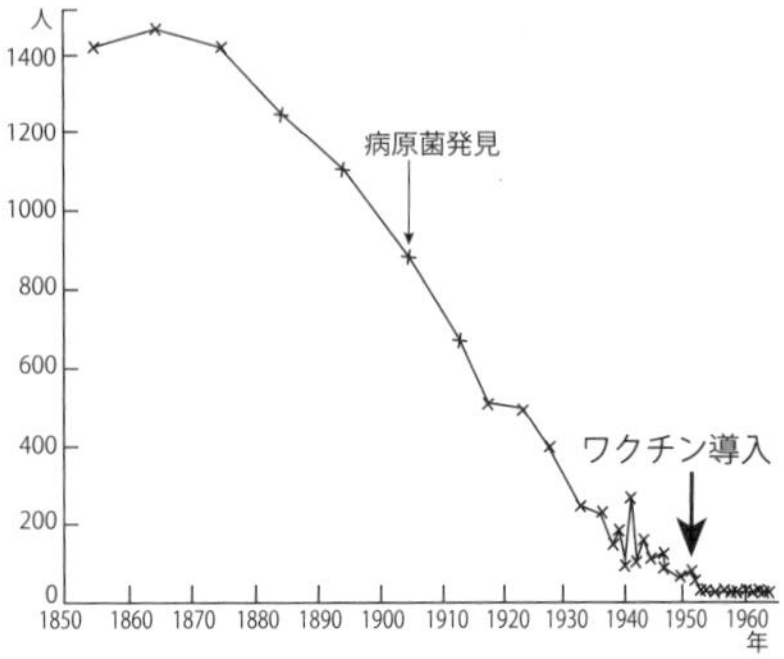

図1　英国での子どもの百日咳死亡率

出典：『The role of medicine』Basil Blackwell, 1979

者がゼロになった段階、つまり収束状態になってから打ってるんですよね。（感染者数・死者数のグラフは）山なりになって、だんだん病原体の毒性が失われて消えていくんでしょ。

大橋　だいたい感染症というのは環境要因で流行が決まりますから。なぜ人から人へ伝染するかというと、衛生状態が悪いから。そもそも免疫力が低下しているし、大きな要因は水なんですよね。いろんな感染症、特に口から入る感染症は、水を改善すれば伝染状況は変わります。

船瀬　あとは媒介動物ですか。蚊やネズミ、ハエなど……。

大橋　都市化すれば媒介動物も変わるし減りますよね。ただ、マラリアなんかは都会ではなくなっていますが、田舎のほうに生活していれば媒介する蚊がいるのでなくならないです。こう考えると、環境要因が非常に大きいといえるので、ワクチンは必ずしも必要ないということですね。

船瀬　それと、人間側の体質の問題もある。過度に清潔にしすぎると、ヒトとしての耐性・免疫力が弱まり、感染症に弱くなる。

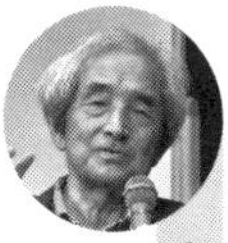

大橋眞の視点

〝偽感染症時代〟における、本当に重要な情報とは

ワクチンの安全性について科学的証明はあるのか

これまで述べてきたように、ワクチンの有効性に関して科学的な証明がないことについては、ある程度やむを得ないところがあるかもしれません。医療行為全体においても、科学的証明のある治療行為がどのくらいあるのかを考えることも難しいからです。

百歩譲って、有効性については神のみぞ知るの世界であったとしても、安全性については科学的証明があって欲しいと願う人は多いはずです。なにせこのワクチンは、子供から大人まで、健康な人に対して接種を勧めていたのですから……。病気の人においては、半ば強制的に接種をせざるを得なかった人が多かったのではないかと推察されます。

しかし、残念ながら安全性についても、科学的な証明はほとんどありません。マスコミでも、「一定レベル安全性については証明されている」というような専門家の意見を紹介していました。それでは、この〝一定レベル〟というのは、一体どのようなレベルでしょうか。

P社のワクチン承認書類の範囲では、ワクチンの安全性に関して、約4万人の人が参加して実証実験をしています。この中で半数の人がプラセボなので2万人の人が本物のワクチン接種を受けたわけです。1回目接種より約30日後（2回目のワクチン接種後7日目）から実験終了の100日目あたりまでに、ワクチン接種が原因の死亡者は確認できなかったとしています。つまり、2回接種後7日目より約2ヶ月間に死亡するというような危険性はほぼないだろうということが、科学的に証明されている安全性です。

しかしながら、治験者合計4万人の中で、2回目接種7日目までにリタイアした人が約3000名いたことが、承認書類に記載されています。これらの人が、どのような理由で途中リタイアしたのかは不明です。ワクチンの治験者には多額の報酬が支払われるはずなので、この途中でのリタイアには相当な理由があったはずです。仮に3000名の中に相当な数の死亡者が含まれていても、書類上には表れません。

また、当然ながら治験は、初回のワクチン接種から約100日目までのデータしか存在しないので、それ以降の安全性については補償の対象外です。

さらに、この治験に参加したのは、基本的に18歳以上です。それ以下の年齢層や妊婦への影響については、治験の範囲では確認できません。したがって、これらの人たちに対する安全性に関してはデータが存在しないので、安全性に関する科学的な証明は出来ていないことになります。

すなわち、安全性に関する一定の科学的証明というのは、極めて範囲が限定されていることに注意が必要です。

一般に市販されている商品については、その安全性に関して、命の安全性を脅かすような問題が発覚すると大変な社会問題になります。また、製造者の法的責任が問われることになります。これに対し、ワクチンの安全性に関しては、因果関係の証明が非常に困難であるために、曖昧な状態が社会的に容認されているというような形です。

「一定レベル安全性が確認されている」というテレビに登場する専門家の言葉には、一定レベルの範囲を調べることが自己責任であるというニュアンスが隠されています。「一定レベル」の範囲には中長期にわたるものは含まれていないことは自明です。

ワクチン接種による有効率から考えるという発想転換

病原体の同定というような理論的に不可能なことを前提とする有効率の算定ではなく、実際にそのワクチンを打った場合において、その打った本人がどのくらいの利益を得るのかという方法で、ワクチン接種の有効性を算出する方法があります。有害事象に着目することにより、ワクチンを打つことによる利益と不利益の関係を数値化できるのです。

ワクチンを打った後に起こる有害事象の確率ついて、ワクチンを接種しない場合に発生する有害事象の確率と比較することにより、ワクチン接種と有害事象の発生についての相関関係を算出できます。この相関関係から、ワクチン接種による因果関係を推定することになります。

この方法では、病原体の同定は必要ありません。理論的に不可能である体内の病原体検出を前提としなくても、ワクチン接種により非接種者に利益があるのか、それとも不利益が発生するのかを確率的に予測できるのです。

ワクチン承認書類には、ワクチン接種後に発生した有害事象が記載されています。ワクチン接種者とプラセボ接種者の間で、有害事象の発生数を比較すればよいのです。

日本におけるワクチン接種が国民の8割ほどに達した現在においては、ワクチン接種後の有害事象のデータが数多く存在します。

例えば、各自治体には、医師の診断の入らない有害事象に関する情報が数多く存在します。死亡診断書はその典型です。死亡診断は、誰が診断しても死亡という事実を確認できるものです。死因については、客観性があるとは言えない部分がありますが、死亡したという事実だけは客観性があります。

それ以外にも、教育委員会が管轄する学校での有害事象の発生があります。児童生徒たちの健康情報です。最も明確なものは欠席している児童生徒の数です。欠席の原因については偽情報がないとは言えないので、欠席しているという事実だけを有害事象として捉えます。

各児童生徒の欠席情報と、自治体が管理するワクチン接種履歴の情報とをリンクさせることにより、学校の欠席という有害事象について、ワクチン接種群とワクチン非接種群を比較することが出来ます。児童生徒の欠席に関しての偽情報は、検査結果に基づく出席停止などがあります。また、発熱が心配で医療機関を受診して陽性が判明したために、欠席した場合もあります。それ以外の情報は一次情報であり、ワクチンの有害性に関する信頼性の高いデータになるはずです。もしワクチンに発症抑制効果があるのならば、接種により児童生徒たちの学校欠席という有害事象が減少するはずです。また、ワクチン接種群において、新型コロナと診断された結果による欠席が減少しなくては、ワクチン接種の意味がありません。

これらのデータが公表されることにより、このワクチン接種により、被接種者がどのくらい利益を得られるのかが、明確になるはずです。

しかしながら、実際にはワクチン接種後の有害事象について、まとまったデータとして公表されたことはありません。国民にとって最も有益なデータであるはずのワクチン接種後の有害事象については、行政側のコンピュータの中に仕舞われたままです。このままでは、国民は永遠にワクチンの本当の姿を知ることが出来ない可能性があります。

国民に有用なデータが公表されない理由として、このワクチンを推奨してきた行政や専門家の立場があるようです。もし、ワクチン接種により、有害事象の発生が減少するのではなく増加することが明らかになれば、大きな社会問題になることは確実です。そのために、公表することが出来ないと考えられます。

有害事象からのワクチン評価が唯一の科学的方法

ワクチンは、接種することによって利益があることが大前提です。利益がない場合には、ワクチンであるとは言えません。その利益は必ずワクチンを接種される側に確保されている必要があります。利益がワクチンメーカー側にある一方で、被接種側には利益がないようなものはワクチンとは言えません。

被接種者側の利益には、大きく2つの側面があります。被接種者の利益と、被接種者の環境改善です。被接種者の環境改善は、被接種者への直接的な利益でなく、病原体のまん延に関する環境要因に関わる効果です。ワクチン接種者本人に対する効果よりは、病原体まん延を防止するという環境要素に関わる事項を改善する効果で、具体的には、病原体が環境中に放出されることを防ぐ効果です。

このように、ワクチンの効果には複数の要素があり、どの要素を改善することが出来るかについて検討することは、容易ではありません。しかも、どの項目をとっても、その効果を検討するための被験者数を確保するだけで大変な作業であり、被験者の利益が確保される必要があります。

被接種者側の利益を確保したうえでワクチンの効果を検証するのに、簡便な方法があります。実際のワクチンの接種者群と非接種者群の間で、一定期間の間に発生した有害事象を比較するのです。ワクチンの有効性や有害性に関する効果を知るために、必ずしも、被接種側の様々な要因を細かく分析する必要はありません。被接種側に利益があることが判れば良いのです。

有害事象には様々な種類があります。軽微な有害事象としては、発熱、悪寒、筋肉痛などがあります。最も重度な有害事象は死亡です。重度な有害事象ほど発生する頻度は減少します。軽微な有害事象は発生頻度が高いので、ワクチンの有害事象の評価について感度の高い方法ですが、各有害事象についての客観的な評価が難しいという問題があります。

最も客観的な有害事象の評価法は、ワクチン接種後の被験者と対照群の一定期間内の死亡者数を比較するという方法です。死亡という事実は、判断する人による差が出ません。評価の方法や基準における曖昧さの要素が、最も少ないのです。したがって、死亡者についての有害事象に絞って解析することが可能であれば、その結果は客観的なものになります。科学的なデータとして、信頼性の高いものと考えることが出来ます。

ワクチン接種群と非接種群について年齢別にデータを集計すれば、各年齢別に死亡率の違いが一目瞭然になります。全国レベルで考えると、各数千万人のデータがあります。治験におけるデータは、接種群と非接種群合わせて4万人のデータに過ぎません。今回のワクチン接種に関する全国のデータ数は、治験におけるデータ数の3000倍もあります。まさに壮大な人体実験です。有害事象のデータ数が総計で1億個もあるのです。

市町村役場には、住民の氏名、年齢、性別、ワクチン接種履歴（接種年月日あるいは、接種なし）等のデータが揃っています。そして、死亡者については、死亡の年月日のデータがあります。ただし、医療行為として実施されたワクチン接種に関しては、病院の電子カルテ等には記載があっても、市町村ではその事実を確認することが出来ません。また他の市町村等における接種についても、当該市町村では確認できないという問題があります。

将来的にこれらがひとつのデータベースにまとめられると、様々なカテゴリーにおける、ワクチン接種者とワクチン非接種者の死亡率の比較が簡単にできます。例えば人口10万人あたりの死亡者数の上昇（あるいは低下）という形で、様々なカテゴリーのグラフを作成できるのです。

死亡率が減少していればワクチンが有効であり、一定レベルの安全性が確認できていることになります。ただし医療における投薬などの措置の影響がないことが前提条件になります。

死亡率が変わらなければ、ワクチンは無効です。ワクチン接種は意味がありません。

死亡率が上昇していれば、ワクチンは有害です。直ちに接種を中止するべきです。

最終のワクチン接種後2ヶ月以内の死亡率の上昇というように期間を区切ると、最もワクチンの影響を反映した形のデータになるはずです。接種後1か月以内の死亡率の上昇や、接種後1年以内に死亡率の上層などに条件を変更することも簡単です。

そして様々なカテゴリーにおける死亡率の上昇が比較できます。例えば、20代の接種後の死亡率の上昇と60代の接種後の死亡率上昇の比較や、各年代別の接種回数と死亡率の比較など、自由自在です。

仮にこのようなデータにより、接種回数が増えるほど死亡率が上昇することが明らかになったとします。そうすると、接種回数を増やすことは危険であることが明確になります。

仮に、20代の接種後の死亡率が上昇していたとします。そうすると接種年齢を引き下げるという判断の根拠が成立しなくなります。ワクチンの治験における数万件のデータは、基本的に外国人の18歳以上のデータです。18歳未満の安全性のデータは存在しなかったわけです。まして20代の死亡率が上昇していた場合はもちろんですが、死亡率が変化のない場合でも、接種年齢の引き下げは危険です。中長期にわたるワクチンに起因する有害事象の発生については、このデータの中には含まれていないからです。mRNAワクチンは新しい形式のワクチンであり、中長期的にどのような問題を引き起こすのかが不明であるという本質的な問題があります。

若年層においては特に、生殖細胞の発育という問題があり、今回のワクチン成分が生殖関係の臓器に影響を及ぼす可能性が否定できないために、中長期の問題に対しては慎重な態度で臨む必要があります。

接種年齢の引き下げは、ワクチンの安全性と有効性を考慮して行われてなければならないはずです。18歳~20代のワクチン接種者における死亡率の減少が明確に提示できないようであれば、接種年齢の引き下げに関する合理的な説明が出来ないはずです。治験のデータには、18歳以下のデータは存在しません。18歳以下の年齢層の安全性と有効性に関して最も参考になるデータが、年齢の近い18歳から20代のデータです。しかしながら、このような形のデータは公表されていません。

少なくともこのワクチンの短期的な有効性と安全性を最も客観的に示すデータが存在するは

ずです。国民の80％に接種したことで、接種者のデータは大量に存在します。なかでも死亡者のデータは、最も簡単に有害事象の発生数のデータとして有用なものです。それにもかかわらず、これらのデータがワクチンの有効性あるいは有害性を示す指標として公表されていないことに、注目する必要があるのです。

いわゆる隠されたデータですが、最も重要なデータが公表されない背景には、公表できない理由があるはずです。

重要なデータとは何か

最も重要なデータは、ありのままに観察した一次情報です。直接的な観察事項がこれに相当します。発熱の症状、重篤な症状、そして死亡というように、誰が見ても同じ観察結果になる観察事項です。

超過死亡者数の推移は、厳密には一次情報ではないかもしれませんが、一次情報に相当するデータです。数値をもとにした議論をするためには、その根拠となる数値に客観性が必要です。客観性のある数値が一次情報です。

これに対して、感染者数や感染による重篤化などの情報、および感染症による死者数などは二次情報です。また、厚労省が公表している副反応疑い報告の数などは、二次情報に基づく医師の診断結果であり、三次情報です。二次情報については、その元になっている一次情報に誤りがある場合には、全てが誤情報になってしまいます。

感染者数は、病原体の感染があると医師が診断した結果を集計したものに過ぎません。感染による死亡者数は、感染者の死亡例の集計値です。ワクチンの有効性は、医師の診断結果により、感染者と診断された人が減少したことを示す数値です。したがって三次情報です。

今回の感染症騒動の原因は、二次情報や三次情報と一次情報を混同していることです。一次情報として示すべき情報が、二次情報や三次情報にすり替えられているのです。数字上は同じ数値には違いないのですが、その中身は全く違います。

病原体証明ができない状態においては、一次情報だけが意味のある数値です。二次情報以降の数値には何の意味もありません。何からの新しい感染症がまん延しているというのであれば、重篤な症状を示している人が増えていることを指標するしか方法がないのです。

意味のない情報に振り回されていませんか？

これほど意味のない情報に世界が振り回されたことが今まであったでしょうか。

検査に対して、絶対的な信頼をおいている人があまりに多いことがわかりました。病原体の検査は大変難しいものなので、そもそも信頼性はそれほど高いとは言えないのです。

今回のような遺伝子検査では、さらに難しい問題が発生します。遺伝子情報そのものの信頼性が十分に確保されていない場合に、偽検査になってしまう可能性があるからです。偽病原体遺伝子が発表されたら、偽遺伝子検査が簡単に作られてしまい、偽感染者が作られます。偽パンデミック、偽遺伝子注射……と、際限なく偽情報社会が作られてしまう危険性があります。

ＰＣＲは、もともと遺伝子工学のツールとして開発されました。それまでは、遺伝子を増やすために大腸菌などを使っていましたが、ＰＣＲの発明により、試験管内で遺伝子を増やすことが出来るようになったのです。

ＰＣＲには、試験管内において遺伝子を増やす過程において、多くの誤作動が生じるという問題があります。どうしても一定レベルの誤作動は避けることができません。サイクル数を増やして遺伝子を無理に増やそうとすると、誤作動した遺伝子が増えるという現象が必ず起こるようになります。ＰＣＲは、原理から見ても一定レベルのエラーが避けられないのです。

このようなエラーの発生を知っている研究者が自分の研究のために使うのであれば、エラーが発生しても自己責任で済んでしまうので、大きな問題にはならないはずです。ＰＣＲの特性を利用して、遺伝子研究には大いに役立つツールに発展してきています。

しかし、ＰＣＲを一般の医療における病原体検査に用いると、エラーの発生をチェックする仕組みが機能しないという危険性が伴います。ＰＣＲによる遺伝子増幅が起こったとしても、その遺伝子増幅が本来目的とする遺伝子増幅なのか、エラーによる遺伝子増幅なのかを区別しない限り、本来の目的の遺伝子の存在を証明したことになりません。本来であれば、このチェックが必須の作業ですが、一般にＰＣＲ検査で使われているリアルタイムＰＣＲでは、エラーの遺伝子増幅をチェックすることは容易ではありません。そのためのシステムが機能しているのかも定かではありません。エラーの遺伝子増幅が起こったことが、病原体ウイルスを検出したと勘違いをしてしまうと、幻のウイルス騒動になってしまうのです。

そもそも病原体の証明だけでも年単位の時間がかかるので、新興感染症については、病原体検査は不可能なはずです。あくまで、患者の症状でしか診断する方法はないのです。

今回の感染症騒動の正体は、偽検査により作られた幻の病原体です。未だに病原体の証明が出来ていないにもかかわらず、この幻の病原体に対する検査法が存在することは、理論的にあり得ない話です。ＰＣR検査の当初は、病原体候補の遺伝子配列候補を検出するという程度の位置づけであったはずです。しかし、いつの間にかＰＣＲ検査が病原体検査であるという誤解が世界中に広まりました。

したがって、この検査法から派生したデータは、全てが偽情報になってしまいます。ＰＣR検査や抗原検査に基づいた医師の診断結果も、偽情報になるのです。

意味のない情報は、必ずしも悪意があって発信されているわけではありません。意味のない情報がどうしても混在してくることは、ある程度避けようがないのです。

今回の場合は、ＰＣR検査という怪しげなものが登場し、意味のない情報を大量に作り出しました。ＰＣR検査のもとになっているのは、中国のグループが発表した怪しげな遺伝子情報です。このように、根本的なところから意味のない偽情報が大量に発信されると、一般の人は、情報の真偽を確かめるすべがないのです。遺伝子情報に意味がないとすると、この遺伝子情報をもとにした遺伝子ワクチンに意味がないのは当然です。

このことを知っていた遺伝子関係の専門家は多数いたはずです。しかし、一気に広まった感染症騒動を前に、PCR検査の問題点を指摘する専門家は多くはありませんでした。マスコミがニュースなどを通じて「PCR検査」と「感染が確認された人」という表現を繰り返し、PCR検査に対する疑問の声をかき消す働きをしたようです。一般の人々にとって公共放送のニュースは、正しい情報を伝えるものという思い込みがあります。「感染拡大」への恐怖心が「PCR検査」に依存せざるを得ないという印象操作において、重要な役割を果たしたのです。

ワクチン接種を止める仕組みが必要

予防接種法に基づいて行われる予防接種には、定期接種と臨時接種があります。今回のコロナワクチンは臨時接種ですが、定期接種が対象としている感染症は13種類もあります。その多くが乳幼児を接種対象にしています。離乳により母乳からの抗体が期待できなくなったときに、ワクチン接種により抗体価を上げて免疫力をつけるというのが、基本的な発想のようです。

しかしながら、乳幼児の時期は免疫系が未発達であり、抗体を作る能力が十分ではありません。ワクチンという手段が、本当に免疫力をつける方法として適切なのかということに関しては、はっきりとした証拠がありません。

ワクチンのアイデアは、本物の感染症と類似の免疫応答を人工的に引き起こすことにより、抗体を作り出すというものです。本物の感染においては、病原体の排除に伴って強い免疫力が誘導されます。しかしながら、ワクチンは所詮本物の病原体の一部を真似たようなものなので、十分な免疫力の誘導は期待できません。まして、免疫系が未発達な乳幼児に対してのワクチン接種による免疫力は、あまり期待できないのです。

ワクチンの効果に関しては、体内の病原体の量を測定する適切な方法がないので、正確に効果効能を測定することができません。ワクチンの承認における有効性判定は、医師の診断が基本ですから、主観的な要素が有効性の主な根拠になってしまうことが避けられません。

疫学的な方法で有効性判定を行うためには、実際の感染症がまん延する地域でないと治験ができません。しかし、そのような地域においては、衛生環境があまり良くない場合が多く、環境要因の違いによるワクチン効果の変化が起こり得ます。そもそも、実際の感染症がまん延している地域では、病原体を体内に保持していても発症しない不顕性感染にある可能性もあり、被験者の免疫状態にばらつきが生じることは避けられません。

このように色々な環境要因の問題があり、ワクチンの効果判定を正確に行うことは困難です。疫学的な方法を用いた有効性判定は様々な問題を抱えており、その結果算出されてきた有効率のデータは、かなり微妙なものになってしまうのは止む得ないところです。

効果効能の微妙なワクチン接種を続ける必要があるのかについては、客観的な指標から見直していく制度が必要です。ワクチン導入時には当該感染症の流行があった場合でも、その感染症の発症がほとんど見られなくなった場合には、ワクチン接種の意味がないことになります。

仮にワクチンの効果が極めて高く、伝染阻止に有効性が確認できる場合には、公衆衛生学的な観点から、ワクチン接種を続ける意味があるかもしれません。しかし、当該感染症のまん延が確認できなくなり、ワクチンが感染症の伝染阻止に有効性が確認出来ないのであれば、このようなワクチン接種を漫然と続けていく意味はありません。ワクチンの再評価をする必要があります。

しかし、有害なワクチン接種を漫然と続けるという弊害を見つけ出す仕組みがありません。現在のワクチン承認制度においては、ワクチンの評価として医師の主観的判断が用いられており、ワクチンの客観的評価が不十分なままに、予防接種法に基づく予防接種として組み入れられていく可能性があります。

まずは、ワクチン承認制度の見直しが必要です。ワクチン承認のための治験において、医師の主観的判断による有効性判定とともに、客観的な指標である有害事象の発生についても判断に取り入れることにより、有害なワクチンの承認を未然に防ぐことが可能です。

さらに重要なものとして、ワクチンの有効性に関する再評価の制度の導入です。これには、実際に発生した有害事象の比較から、ワクチン接種による利益と不利益を算出するという方法が考えられます。

5 抗原抗体反応は免疫反応のほんの一部

船瀬　免疫反応というのは二つありますよね。ターゲットを捕まえて、抗原抗体反応で一回目はやられても二回目はやり返すというもの。

大橋　特異性免疫というやつですね。

船瀬　だけど、もうひとつの一般的な免疫反応はちがう。T細胞だったかB細胞が侵入者をやっつけて終わりでしょ。これが、ほんらいの免疫反応なのです。免疫の研究者は「そんな簡単じゃねえ！」と怒ると思うけど（笑）。

大橋　実はそれも特異性免疫の領域の一つなんです。T細胞・B細胞が異物を認識して免疫学的記憶の仕組みに関わっています。

船瀬　自己／非自己を認識するんでしょう。

大橋　そう。それと免疫学的記憶。そのへんが連携して、細胞生命領域が発達したんでしょうね。実はそれ以前の、原始的な免疫というのがあるんですよ。これが、安保先生が言われているＮＫ細胞。

船瀬　ナチュラル・キラー細胞。１９７５年に発表されていますね。名前の由来が面白い。

「生まれついての〝殺し屋〟」という意味。

大橋　そして、その発見以前に、ものを食う細胞として貪食細胞も発見されている。マクロファージと好中球というのがありますが、そうした、「食う」というのが実は免疫の中心であって、免疫学的記憶というのはないと考えられています。

船瀬　特異免疫反応とか抗原抗体反応って、免疫反応のほんの一部なんですよね。もっと広く言えば、身体を守る仕組みはすべて、免疫システムと言ってよい。

大橋　そう、ほんの一部なんですよ。抗体を上げたらなんとかなるという発想自体がすでに、論理的にどこまで証明できているのか定かではない。

船瀬　小学生でもわかるけど、免疫反応のことを抗原抗体反応だと勘違いしている人って多いでしょ。抗体ができて抗原をやっつける、単純でわかりやすいけど……。そんなのはほんの一部だ。

大橋　たとえば蛇毒の毒の中和というような場面であれば、抗原抗体反応は有効なんだけど、あれなんかも異物を入れることになるので、2回目からは難しいですよ。

船瀬　あとはハチ毒ですか。これは日本人もけっこうやられている。

大橋　ハチ毒は抗体というよりはむしろアレルギーで命を落とす、2回目でね。抗体というのをどこまで評価するかというのは実は難しいんです。

船瀬　抗原抗体反応自体がけっこう怪しい。だから、免疫イコール抗原抗体反応……というのは、私の周りでも批判している人が多かったです。

大橋　明確に、抗体だけで免疫が証明できた例というのはまだないと思います。

船瀬　抗原抗体反応で、たとえば病原性のものを克服したっていう例はありますか？　ないでしょう？

大橋　それを証明しようと思うと、抗体だけを移入して……。それはないですよ。

船瀬　インチキコロナ騒動は、コッホの四原則だってまったく証明できないのにね。議論はものすごくシンプルでわかりやすいですよね。

大橋　抗体だけで生体防御が誘導できるなんてことはないです、非常にシンプルに言うと。

船瀬　そうするとワクチン自体が否定されませんか？　あれはあくまで「かもしれない」の世界の話で、無理やりこじつけている。

大橋　ワクチン自体は、抗体だけでなくて細胞性免疫も誘導するんだということにはなっていますよね。だけどこれを「できない」という証明ができないわけですから。

船瀬　あることは証明できるけど、ないことは証明できない――悪魔の証明ですよね。はっきり言ってしまえばワクチン〝理論〟は、ジェンナーの時代から利益誘導だけです。お金がすべてなんだ。

大橋　ワクチンというのは、企画すれば作れるんですよ。

船瀬　ロスチャイルドの一族は頭がいいですよ。通貨発行権を手に入れたのもマイヤー・ロスチャイルドでしょ。「我に通貨発行権を与えよ、それ以外には何もいらない」だけです。当たり前ですよね、まるごと国家も支配できるんだから。

大橋　そして今度は医療で人々を、命を支配する。

船瀬　そして兵器で軍事を支配する。さらに金融で経済を支配する。僕はそれと戦いたいんだけど、「殺されるからおとなしくしろ」と言われますね（苦笑）。

大橋　彼らの論理からいえば、そういう人を消していくということはないと思うんだけど……。

船瀬　ありますよ、先生。だって、アメリカではかつて、三大療法以外でガンを治療してはいけないという法律ができたんですよ。自然療法でガンを治したら逮捕ですから。代替療法をやりたい医師はメキシコ側に亡命して、そこで患者を受け入れて治療していたんです。だけどそういう自然療法でガンを治した医者、２００人以上が殺されたといいます。１９６０年代の話ですが。

　ワクチンの有効性で注目すべきは「前橋リポート」です。群馬県前橋市では、大反対して、前橋市だけは子どものインフルエンザワクチンを打たせなかった。医師会が勇気あったと思いますよ。それで結局、他の地域と前橋市で子どものインフルエンザの発症率は変わらなかった。予防効果はなかったね、と。

大橋　その話は非常にいい話だと思います。

　皆さんに誤解があるかもしれないと思うのは、ワクチンを打ったら免疫力がぽーんと上がって感染を防げると思ってらっしゃる方が多いんですが、本当に打ったから防げているのか、元からもっている免疫力で防げるんじゃないでしょうか、と。もしそうならワクチンなんて何の意味もないですよ。皆さんがもっている普通の免疫力で感染防御は成立しているんです。その上に抗体がちょこっとのっかるかのっからないか、これが実は何の関係もなかったということもあり得るんです。

しかも、この抗体がいいものだと皆さん思っていらっしゃるけど、必ずしもそうではないです。抗体をつくる、免疫をつくる、異常な状態をつくって体の免疫系を狂わせる、その方向にもっていく、これがワクチンの問題点。アジュバント（補助剤）がそうするんですが、今回はもっと複雑で、リポナノパーティクル（LNP）という脂質が体の環境を変える、これは非常に問題です。そういう人工的なものを打って何が起こるのか。

船瀬　免疫が狂って暴走しますよね。つまり、〝やつら〟がやっているのは壮大なマッチポンプなんですよ。火をつけては消し……をくり返す。そして、「行き」と「帰り」で大儲け！こんな単純な仕掛けに気づかない人間の脳は、もはやゴキブリ以下だ。

大橋　問題点がこれまでも副反応としてありました。

船瀬　サイトカインストームといって、暴走列車みたいになる。ヒトを守るはずの免疫システムが自分を殺すんですよ。

大橋　ギランバレーとかワクチンの重篤な副反応はまさに暴走ですよね。暴走させてるんですよ。ワクチンには免疫を暴走させる仕組みを入れているわけですから、免疫が暴走してもおかしくないのです。でも自然にもっている免疫力で感染を防げるなら、なんでわざわざワクチン接種により免疫を暴走させるものを体内に入れるんですか、という話です。

船瀬　インフルエンザワクチンに比べると、コロナワクチンは急性毒性が150倍違います。だから、死者の数も200倍はいったんじゃないかな。

1980年にアメリカジョージア州の丘の上にできたジョージア・ガイドストーン。そこに8か国語で、「21世紀の理想的な世界の人口は5億人以下である」とはっきり書いてあります。これはフリーメイソンによる宣言なんですよ。そのために戦争を起こし、そのためにコロナも起こしている。金儲けと人減らしです。ワクチン打ったら死んだと大騒ぎしているけど、殺す目的なんだから死んだのは当たり前ですよ。私はそうやって驚いていることに驚いていますね。

【会場からの質問】

――新型コロナウイルスに限らず、HIVウイルスやエボラ出血熱ウイルスなど細菌病原体としてのウイルスで、いわゆるコッホの四原則を満たしている病原体はあるのでしょうか。

大橋　コッホの四原則をウイルスで証明するのは非常に困難なので、事実上ないのではないかと思います。ウイルスの分離が非常に難しい、それから感染実験が難しい。ということで、状

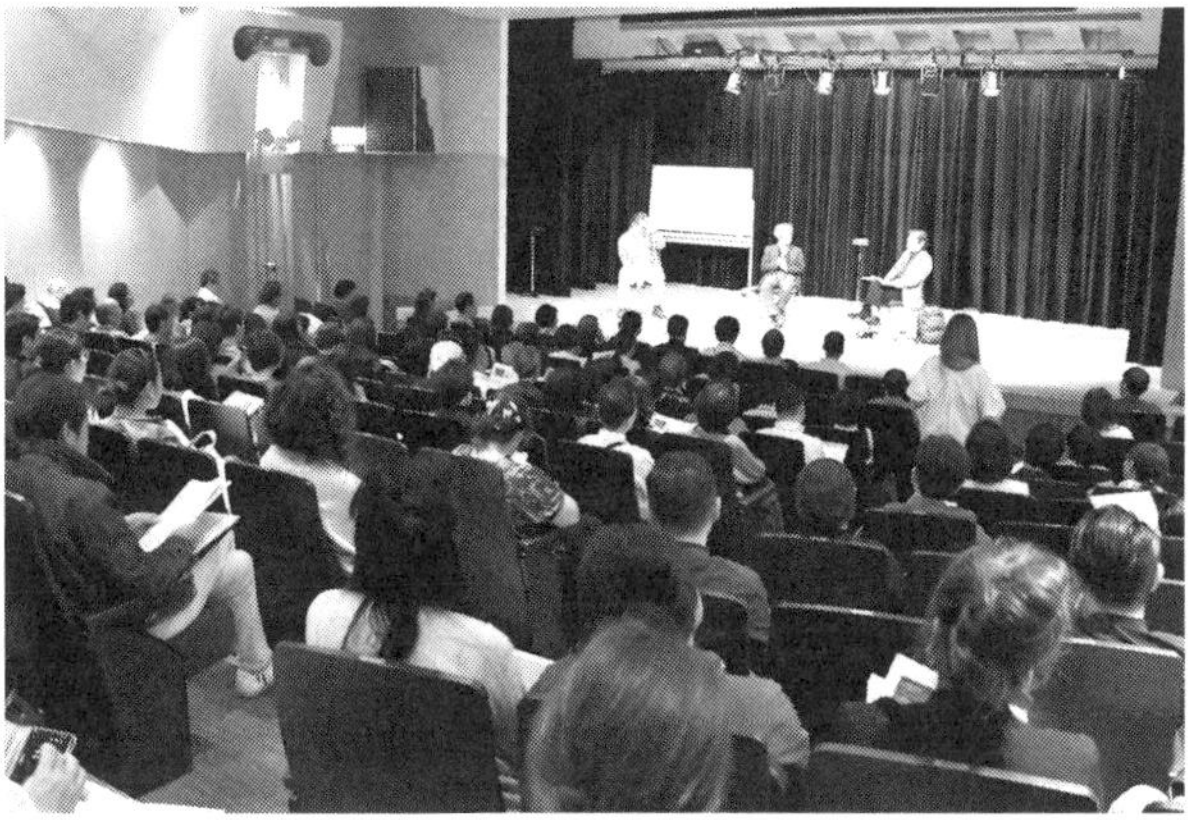

況証拠からそういうふうに言うしかないというのが現状でしょう。そういう意味では病原体証明は非常に難しい。
そもそも、分離をするには分離のためのマーカーが必要でしょ、このマーカーがないんです。何を分離するかというのは山のようなところから取り出すということで、理屈のうえで難しい。
問題は、難しいのはわかっているのに、そんな早く1週間や2週間で決まりましたということがありえないんです。何年、何十年と労力をかけて研究をしても、HIVにしたって40年間ウイルスの同定をやっていながら、いまだにコッホの4原則を満たすところまで至っていないものを、どうして1週間や2週間で、「はい病原体です」「はい検査法ができました」となるのか。これはおかしいと、私たちや市民が声をあげなければならない。「いくらなんでもそれはないでしょう」と。市民の一人ひとりが声を上げないからこういうことになっている側面もある。

問題は、元になった情報が嘘じゃないかということです。中国が発表した遺伝子が偽物だったら、すべてが嘘です。理屈の上ではそうでしょ、本物が取れていない以上は、この情報に関しては嘘かもしれないということになる。こういうことは感染症の専門家ならわかることで、中国の発表にしたがってワクチンをつくってこれで感染が防げるなんてことはありえないでしょ、と。

船瀬　「コッホの四原則」なんか、しょせんはお飾りですよ。「我々はこれに準じてやっています」と言われたら、「そうか」とコロリとだませる。歴史上のパンデミックもほとんどウソ。パンデミックとワクチンは、闇勢力によるマッチポンプ作戦の仕掛けワナにすぎなかった。捏造に捏造を重ねてここまできてしまった。

大橋　そういうシステムがいったんできてしまうと、ずっとそれを続けるという行政のシステムがあって、それを止めるには止める理由が必要になる。今の検査やワクチンがおかしいのであれば、おかしいという証明をしなきゃいけないのですが、これが難しい。もしかしたら本物を見つけているかもしれないという理屈が出てくる。そうすると、やっぱり念のためにやっておきましょう、ワクチンも打っておきましょうという話が通るんですよ。

船瀬　あれだけ打て打てと言っていたＷＨＯが、健康な人、それから子どもには打つ必要はない、推奨しないと言っているわけですから。まぁ、ＷＨＯは闇勢力の巣窟です。悪魔勢力に乗っ取られている。

大橋　意味がないとWHOが言っていたとしても、やめる理由や根拠がない。たとえば天然痘の場合はWHOが終息宣言をしました。これで天然痘のワクチンは終わりました。だけど今回の場合はあまり意味がないんじゃないかというくらいのレベルなので、コロナについては終息宣言をしていない。そうするとやめる理由がない。やめる理由がないといつまでも続く可能性があって、情報がない人はずっと打ち続けることになる。たとえば母子健康手帳にコロナワクチンが出ると、子供に接種しなきゃいけない、受けた方がいいだろうというお母さん方が続くのではないか、と。

だからこれは市民の方が気づくしかないと思います。行政の方にどのようにこれを証明したかということについて、一緒になって訴えてほしいんです。行政のほうも陰謀に加担したいとは思っていないはずなので、本当に知りたいといえば協力してくれるでしょう。

船瀬　しかし情報開示請求をしても、どこまでいっても〝のり弁〟で黒塗り。真っ黒に塗りつぶした資料を渡して「情報公開しました」と言う。こいつらは小役人以下だ！

大橋　それはね、持っていく方法をちょっと考えないといけないんだけど、行政は基本的には住民の味方になってくれるはずなんです。そういう味方を探さなきゃいけないし、そのノウハウを皆さんで考えていかなければならない時代ではないかな、と。

船瀬　コロナワクチン接種率は日本だけが世界で突出している、85％になるなんて。日本人は従順、そして正直。私、正直なのはいいことだと思うんですが、〝バカ正直〟なのはどこまで行ってもバカなんですよ。いまや日本は〝バカの列島〟だ。この国は滅びますよ、国民はもっと怒るべきだ。

大橋　一つは、我々がいかにして声を行政に伝えるか、他の人に伝えるか。私たちが医療に対してどのような基本的な考えを持たなければならないのかということだと思います。

今まで、病院に行ったらなんとかしてくれる、行政に言えばなんとかしてくれると思ってきた。お金をくれるとか注射を打ってくれるとか、何かしてくれると思っている。だけど、私たちが病院や行政に対して、何かしてもらおうという意識が強すぎるように思うんです。

そうではなくて、自分たちで何とかしなければならない。問題解決は自分たちが、たとえば行政職員や議員さんなんかの仲間を動かしていかなければならない、自分たちが主体性をもたなければならない――この意識改革が必要です。

船瀬　日本国憲法は「主権在民」を明記しています。国民が国の主権者、主人公なんだ。

【司会者からの質問】

――ワクチンは危ない云々以前に、何に効くのでしょうか。というのは、新型コロナウイルスというのが、いまだに何かわからないからです。大橋先生がご著書でお書きになっていますが、感染症法の通達文書では新型コロナウイルスについて、「新型コロナウイルス感染症（病原体がベータコロナウイルス属のコロナウイルス（令和二年一月に中華人民共和国から世界保健機関に対して、人に伝染する能力を有することが新たに報告されたものに限る。）であるものに限る。）」とあるんです。でもこれ、何を報告したのか誰も知らないですよね。だからこれが何なのか、厚労省や内閣法制局に何度も問い合わせているんですが、「ありません」と。もしこれが本当に無いんだったら、日本は法律上何を新型コロナウイルスとしているのかが誰もわからないですよね。

大橋　この法律の文章はですね、「こういうものがあっては困るから、対策をしなければいけない」という意味で作ってあるんです。法律には「こういうものがあったから対策を定める」という面もあるんですが、もう一つ、「あっては困るからあらかじめ対策を定めておく」という面もあるんですね。そういうウイルスが中国で発見されたのであれば、とりあえず、こういう名前で呼びましょうというのが、カッコ書きの長い名称なんです。

皆さん「新型コロナウイルス」というのを固有名詞のように使っておられますが、これは間違っていて、「新型のコロナウイルス」なんです。コロナウイルスはこれまで6種類があって遺伝子構造が決まっているわけですが、これらとは違うもの、新しく報告されたコロナウイルスが今回の「新型コロナウイルス」ですね。

コロナワクチンもそうです。あれはSARS-CoV-2に対して有効性が認められているというものですから、本当は「SARS-CoV-2ワクチン」と言わなければならない。だから、「法律のコロナウイルスの名称とワクチンの名称が違うものですけど、だったら効かないんじゃないですか」と市民が言わなきゃいけないのに、誰も言わない。それが問題です。

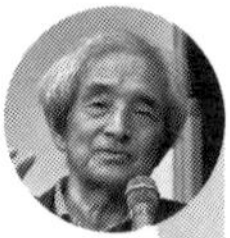

大橋眞の視点

けっきょく、新型コロナとは何だったのか

5類に引き下げられた新型コロナウイルス感染症とは何か

令和5年5月8日から、2類相当から5類に引き下げられた新型コロナウイルス感染症は、感染症法施行規則において新たに5類感染症として追加されました。この新型コロナウイルス感染症の病原体は、「ベータコロナウイルス属のコロナウイルス（令和二年一月に中華人民共和国から世界保健機関に対して、人に伝染する能力を有することが新たに報告されたものに限る。）」です。この病原体は、感染症法施行令の中に4種病原体として記載されています。

法律等においては、病原体としてSARS-CoV-2の名称は一切登場しません。病原体の証明ができていないだけでなく、その遺伝子配列の存在も証明されていないので、法律に記載できないのです。

実際に新型コロナウイルス感染症の病原体の名称は、「ベータコロナウイルスの中で中華人民共和国が世界保健機関に報告したもの」と、種を特定しない形になっています。一体中国がどのような報告をしたのかは不明です。実際に人への伝染性や人から人への伝染性が証明されているとすれば、恐ろしい生物兵器です。これは重大な国家機密の可能性が高いということになります。そうであれば、その内容について他国が知ることは事実上不可能なはずです。

このような理由から、法律の条文において、新型コロナウイルス感染症やその病原体が科学的な記載でなく、状況説明のような形で特定されていると考えることが出来ます。想像上の感染症や病原体であることが、法律の条文から判別できるようになっているのです。

このように、生物兵器を想定した新型コロナウイルス感染症は、武漢の映像であったような人がバタバタと倒れたというような事態が発生しない限り、感染症のまん延を知ることは不可能です。生物兵器のような機密性の高い病原体の詳細は不明なために、病原体の検査法があるはずがないのです。

2類相当と位置づけられていた令和5年5月8日以前は、建前上は政府も、人がバタバタと倒れるような新型コロナウイルス感染症の発生の可能性を想定していたことになります。SARS-CoV-2がもしかするとすると、その病原体である可能性も、完全には否定できません。

しかしながら、PCR検査陽性者が1000万人を超えても、実際に人がバタバタと倒れるようなことは1件も発生していません。そのために、SARS-CoV-2を検出するというP

CR検査については、これまで蓄積されたデータを元にすると、新型コロナウイルス感染症の病原体を検出する方法としては意味がないことが判明したということになります。

2類相当から5類に引き下げられたという事実は、恐ろしい感染症のまん延という事態はまず起こらないという、政府の非常事態収束宣言でもあるのです。同時にPCR検査やmRNAワクチンの有効性に関して、実質的に意味がないことを宣言したことになります。しかし、万一有効である可能性も否定できないので、そのまま残しておくというような形になっているようです。

これまでの感染症対策は「謎の生物兵器」を仮定していたと考えると、すべてが過剰なものになっていたことも理解できます。ただ、どうやらそれはなさそうだとなった現在でも、存在証明がないSARS-CoV-2の遺伝子情報に基づいたPCR検査や抗原検査、そしてmRNAワクチンについては、これからどう扱うべきであるのかという議論が必要なはずです。これまでの感染症対策についての見直しが必要であり、この作業には、感染症に関して蓄積されてきたデータを活用する必要があります。

しかしながら、このような検証が行われそうな雰囲気はありません。ただ、何となく2類相当から5類に位置づけられたという安心感から、少しずつ元の生活に戻ろうという動きが次第に広まってきています。今までの感染症対策に対する疑問の声が少ないことが関係しているようです。

伝染性についての知識と考察が必要

新型コロナが令和5年5月8日に5類に位置づけられたという事実が、「未知の生物兵器は、実は普通の病原体であった」という政府の宣言であったと考えると、ワクチンの考え方も新たな位置づけが必要です。仮に危険性のあるワクチンであっても、まん延を防ぐためには、多少の犠牲を払ってでも国民全員に接種努力義務を課すという理屈が通用しなくなるはずです。

鳥インフルエンザ対策に例えると、「全ての鳥の処分」の可能性から「鳥の健康管理をしっかりと行いましょう」というように、決定的な変更が行われるべきでしょう。

ただこの話には、鳥と人間の健康管理の方法に決定的な違いがあることを考慮していないという問題があります。

鳥の飼育は、過密な鶏舎で運動も制限された状態で行われていることが多いです。このため鶏舎で飼育されている鳥は、野生の状態で生息している鳥と比較して、正常な免疫状態にあるとは言えない状態にあるのです。抗生物質の多用により細菌感染などは防ぐことが出来るかもしれませんが、ウイルスの感染に対して抗生物質は無力です。むしろ、鶏舎の鳥は抗牛物質により、ウイルス感染に対する抵抗力が落ちてしまっている状態に置かれているのです。そのために、鳥インフルエンザに対して、バタバタと倒れるというような集団感染が起こってしまうのです。

人間の場合、生活様式にもよりますが、通常の生活をしていれば、鶏舎のような集団感染は起こりません。よく言われることですが、家族の間で次々と風邪に感染が広まったという話があります。この場合、その風邪の病原体が本当に人から人へ伝染して発症に至ったのか、という問題があります。もしかして、その家庭内において、病原体ウイルスが空気中に舞い散っていた可能性も否定できません。家族のメンバーがもともと病原体を無症状で保有していた可能性もあります。

そもそもの問題は、実際の発症の引き金になったのが、ウイルスの伝染なのか、それとも免疫力の低下によるものかの証明が出来ていないことです。

病原体ウイルスとして有名なインフルエンザウイルスにおいても、1個や10個のウイルスが粘膜上に付着しても発症しません。それどころか、億の単位で粘膜上に滴下しても発症しない人が結構いるのです。結果として、粘膜上への滴下実験では、滴下するウイルスの量と発症する確率の間に相関関係はありません。

この事実は、風邪のウイルスであっても、発症の引き金になるのは、ウイルスの粘膜への付着という現象ではなく、それ以外の要因が主要因であるということを示唆しています。すなわち、環境要因が気道感染症の発症要因として重要ではないかと考えられるのです。免疫力の低下という現象が人から人へ伝染することも、環境要因の一種に含まれます。

つまり、鶏舎の鶏がバタバタと死ぬ現象は、過密な飼育環境で免疫力が極度に落ちる、集団免疫力低下というような現象から発生していると考えられるのです。集団感染は必ずしもウイルスの鳥から鳥への伝染力から発生するのではなく、ウイルスのまん延は環境要因の一つに過ぎないと考えられます。発症や伝染に決定的な役割を果たすのは免疫力の低下であり、免疫力低下という現象が集団感染の原因であるのならば、全ての鳥の殺処分という考え方も見直す必要が出てきます。

今後も生物兵器に関する偽情報事件が発生する可能性があります。そのたびに、「全ての鳥の殺処分」のような理屈で、ワクチン騒動が起こる可能性は否定できません。このような問題を未然に防ぐためにも、個体から個体への伝染性についての知識を深めておくことが求められます。個体から個体への伝染性に関して、病原体と免疫力の可能性について、2つの因子の寄与の割合を明らかにしていく必要があるのです。

船瀬俊介の視点

コロナとは何だったのか？

新世界秩序（NWO）で人類家畜支配への下準備

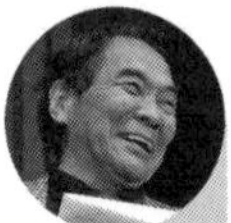

●日本人は〝お花畑〟の住民

現代の地球社会は、〝闇〟と〝光〟の二大勢力が対決している（図2）。

つまりは、グローバリストとローカリストの対立なのだ。

この対立構造を理解できないと、現代社会の動きをまったく理解できない。

しかし、このような対立図式は初めて見た、という人がほとんどだろう。

それは、これまで人類が、〝闇の勢力〟①イルミナティ、②フリーメイソン、③ディープステート（DS）の三層ピラミッドに支配されてきたからだ。

「そんなことは、テレビも新聞も言っていない！」と反論する人もいるだろう。

あたりまえだ。テレビも新聞も、とっくの昔にこの〝闇勢力〟に完全支配されているのだ。

政府ですら、例外ではない。

すると「陰謀論だ！」「都市伝説が！」とわめく連中がいる。わたしは、もはや相手にしな

■世界の対立軸は、グローバリズム vs ローカリズム

グローバリズム 闇の勢力	vs	ローカリズム 光の勢力
悪魔教徒（サタニスト）	⇦⇨	既存宗教（多彩信仰）
（NWO…新世界秩序）	⇦⇨	（地域自立主義）
（全体主義…ファシズム）	⇦⇨	（民主主義…デモクラシズム）
（人類家畜社会）	⇦⇨	（多様共生社会）
国家・宗教を廃絶	⇦⇨	国家・民族が繁栄
財産・子供・住居没収	⇦⇨	財産・居住、職業自由
地球人口を５億人に	⇦⇨	成長と調和の地球社会へ
米、欧、加、豪、日	⇦⇨	中、露、印、中南米、中東、アフリカ
遺伝子ワクチン	⇦⇨	既存ワクチン
人口激減	⇦⇨	人口不変 ※「ディーガル報告」
ローマ法王、ゼレンスキー	⇦⇨	トランプ、習近平、プーチン

図２　コロナ以降の世界の対立軸

い。今や、世界は急激に変化している。そんな激変の中で、日本人だけはのどかに暮らしている。つまり、〝お花畑〟の住民なのだ。完全に情報を封鎖されて、偽情報で踊らされている。

だから、ワクチン接種率は最悪だ。

●イルミナティ「世界制服計画」

１７７３年、若干30歳のマイヤー・アムシェル・ロスチャイルドは、欧州全域から12人の有力者を招聘《しょうへい》してフランクフルトで極秘会議を主催している。当時でも、ロスチャイルド家は欧州随一の資本家だった。マイヤーは、ここでこう宣言したのだ。

「……あらゆる国家を、民族を、宗教を破壊し、この地球を丸ごと支配する」

そして、彼は『世界征服二五箇条の戦略』を採択している。

そこでは、〝かれら〟ユダヤ教徒以外を〝ゴイム（獣）〟と呼んでいる。

つまり、人間とはみなしていない。

そして――3年後、1776年、マイヤーは国際秘密結社イルミナティを設立した。

これが、彼の地球〝ハイジャック計画〟のスタートとなった。

●戦争、医療で〝人口削減〟〝巨利収奪〟

そして――。

〝かれら〟の計画……国家、民族、宗教の破壊に使われたのが、「戦争」と「医療」なのだ。

「戦争」「医療」の目的は、どちらも〝人口削減〟と〝巨利収奪〟だ。

「医療」で導入されたのがワクチンだ。当時、ジェンナーが天然痘の予防に種痘を開発していた。マイヤーは、ここに目を付けた。

それまでの医薬は、病人にしか投与できなかった。しかし、〝予防〟というタテマエをうたえば、国民に強制的に接種できる。健康な人にも全員打ったらボロ儲けだ。

それも、「伝染病予防」という大義名分をでっちあげれば、誰も文句は言えない。

さすが、悪魔を信奉するロスチャイルド。目の付け所がちがう。

こうして、ジェンナーが種痘の論文を発表してわずか数年の間に、英国政府は国民への強制接種を断行した。拒否した者は監獄に投獄された。まさに、今のコロナワクチンと同様の、無理無体な光景が繰り広げられたのだ。

そして、国家による種痘強制は、アッという間に欧州から全世界に拡大していった。

まさに、現在のコロナ過とまったく同じではないか。

これら全欧州を巻き込んだ国家による種痘の強制は、どんな結果をもたらしたか？

なんと、ヨーロッパ全域で天然痘が爆発的に蔓延したのだ。

これも、コロナワクチンの悲喜劇と重なる。

●人類をワクチン幻想で〝洗脳〟

この天然痘ワクチン強制による莫大な収益に味をしめたイルミナティは、以来、偽パンデミックと偽ワクチンのマッチポンプを繰り返し、荒稼ぎして今日にいたる。

〝かれら〟は、学界、政治家、メディアなどを通じて、徹底的なワクチン幻想を広めて人類を〝洗脳〟した。

〝やつら〟は他方で、第一次、第二次世界大戦まで計画し、じっさいに起こしてきた。

第三次大戦も、中東でイスラエルとアラブ諸国を対立させ勃発させようと企んできた。

ペスト黒死病、スペイン風邪……そして、今回のコロナ……ちょうど百年ごとに発生している。不思議に思わないか？

さらにエイズ禍も〝やつら〟の仕掛けだ。ＨＩＶ（エイズウイルス）は米軍が造った最初の遺伝子組み替え生物兵器だ。以来、鳥インフルエンザ、ＳＡＲＳ、エボラ出血熱から今回の新型コロナまで、すべて人造ウイルスだ。ちゃんと「特許申請」までしているのだから笑わせる。

ただし、20年以上前から計画されていた今回の偽パンデミックは、ウイルス製造が間に合わなかったようだ。ＤＳの手先、ファウチらが中国・武漢の生物研究所の研究者を買収して製造させようとした。しかし、毒性が弱い失敗作だった。わたしの推測では、計画に間に合わせるため、未完成のウイルスを散布した……というのが実態と思われる。

〝やつら〟の真の目的は、その後のワクチン接種による大量収奪と大量殺戮だったから、計画を強行したのだろう。

Ⅱ
ガンの正体と本当のガン治療

1 「抗ガン剤で殺される」とは

大橋 私は船瀬さんのご著書を、衝撃をもって読ませていただいたんですよ。『抗ガン剤で殺される』（花伝社）というタイトルからしてすごいですが。

徳島大学に在籍していた時、学生の皆さんにガンを考えていただくというなかで、今までのガンについての既存のセオリーがあるんですが、それは果たして本当だろうか、と。こういう観点からお話ししていただく方を外部から呼んでお話ししていただいたことがあります。

そうした常識とは違う話を学生さんに聞いていただくと、なかには興味を持つ学生さんもいるし、「せっかく大学に入ったのに標準的なガン治療と違うお話をするんですか」と指摘する方もおられた。そのなかで船瀬さんのビデオを一緒に見ましょうということで見たんです。「抗ガン剤で殺される」という動画がありまして、ＹｏｕＴｕｂｅで船瀬さんが「抗ガン剤で殺されてますよ！」と力強い言葉をかけられるものなんです。

これは素晴らしい意見なんですが、わかりにくいところがあるので、ここでは船瀬さんのほうから抗ガン剤で殺されるとはどういうことなのか、まずはお話しいただこうと思います。

船瀬 私が『抗ガン剤で殺される』を書いた当時、もちろん厚労省の側の意見も取材しなければならない、と思って厚労省に電話したんですね。そうしたら、すぐに受付の方が出て「はい、厚労省でございます」。私がズバリ「すいません、抗ガン剤でガンは治るんですか?」と聞いたところ、「はい、担当と替わります」。当時は本当、応対がよかったですね。

それですぐに、「はい、替わりました。技官のKと申しますが」と。技官というと医師免許を持っている人なんですが、「あなたが抗ガン剤の責任者ですか」と聞いたところ、「はい、わたくしが統括させていただいております」と言った。抗ガン剤行政の最高責任者ということでしょ。それで「抗ガン剤でガンは治せるんですか」と改めて聞いたところ、「お答えします。抗ガン剤でガンが治せないのは周知の事実でございます」。

「えっ、抗ガン剤でガンは治せないんですか」「治せません」

二の句がつげないっていうのはこういうこと。

振り上げた拳を下ろしようがなくなっちゃった。

「抗ガン剤って毒性があるって聞いたんですけど」

「大変な毒性があります」

「ガンで弱っている患者さんに猛毒を打ってるわけですか」

「左様でございます」

「ガンじゃなくて猛毒で死ぬんじゃないか」

「そういう方がたいへん大勢いらっしゃいます」

悲しそうに言うんですよね。

「抗ガン剤は発ガン性があると聞いたんですが」

「大変な発ガン性物質です」

「強烈な発ガン物質ということですか」

「左様でございます」

「それでは毒殺じゃないか！」と言ったら、「はい、毒殺でございます」と。それはさすがに言ってないか（笑）。

大橋　私その話で思うのは、厚生労働省のその技官の方は、船瀬さんをある意味専門家と認識して対応していたんじゃないか、一般の人は厚労省なんかに電話しないでしょ。だから、相当な知識のある方に対する、ごく普通の対応としてそういうことを言われたんじゃないかと。その方はすごく真面目な方で、専門家への冷静な対応だったのだと思います。何も間違ったことは言っていない。

そのこと――抗ガン剤がガンを治せないということが、少しは世の中に伝わっているけれども、やはり、病院では抗ガン剤治療というのが続けられている。でも、なんとなくおかしいと思ってる方は大勢いらっしゃると思うんです。

船瀬　もう一ついいですか。ある国立大学の医学部付属病院でインターンのお医者さんが、やっぱり手術、抗ガン剤治療、放射線治療という三大療法をやって、ばたばた患者さんが亡くなるのはおかしい、と。そこで、その病院内で1年のうちにガンで亡くなった患者さんのカルテのコピーから死因を徹底的に精査したら、ガンで亡くなったと死亡診断書には書いてあるけど、よく調べるとほとんどが感染症で死んでいた。どういうことかというと、抗ガン剤や放射線が免疫を破壊し、カビやウイルスに侵されていたということです。

その方が徹底的に調べたところによると、抗ガン剤治療や放射線治療のガン治療で死なせてしまった患者というのがちょうど80％だった。ということは、毎年36万人から38万人がガンで死んでいると言われるけど、その約８割の30万人はガン治療に殺されているわけですよ。10年間で３００万人、戦後70年で約２０００万人がガン治療で殺されている。太平洋戦争の５倍、６倍の数ですね。これだけ、大量虐殺が行われてきた。その戦慄の事実を、国民はだれひとり知らない。メディアが伝えない、教育が教えない、そして国が隠すからです。こうして日本は悪魔に乗っ取られた。

大橋　その話はコロナとよく似ていて、いったんガンと診断されたら何で亡くなったとしてもガンで亡くなったとして統計上扱うことになるんですよね。そこから、ガンというのは恐ろしい病気で、放っておいたら必ず死ぬというようなイメージを我々が持ってしまっている、と。

船瀬　（ルドルフ・）ウイルヒョウの理論ですね。ガン細胞はひとたび生まれたら無限に増殖して宿主を殺す、という。しかし今や、お年寄りから赤ちゃんまで、毎日体のなかで５０００個から６０００個くらいガン細胞、ガンになる細胞が生まれていることがわかっています。ではなぜガンで死なないかというと、ＮＫ細胞（ナチュラルキラー細胞）という、ガンとタイマンで戦う勇敢な兵士が体内をパトロールし、細胞膜を食い破っているからです。

大橋　ところで、船瀬さんは私より3つほど年上ですが、小さい頃はテレビなかったですよね。

船瀬　なかったですね。

大橋　当時は町の映画館というのがたくさんございましたでしょ。そうすると、黒澤明の「生きる」という映画はご存じですか？

船瀬　先生もう黒澤映画は私、「生きる」なんか、志村喬のモノマネ全部できますよ！（笑）

余命6か月の胃ガンに気付いた主人公の冴えない初老の公務員が「生きる」目的に目覚める。世界的な名作です。

大橋　あの映画に胃ガンを宣告される場面がありますよね。「生きる」もそうだし、「白い巨塔」でも、財前医師が肝臓ガンの手術をするシーンがありますよね。急いで、時間を競って手術をしたから見落とした、それが裁判になったというエピソードもありました。作品のなかでは、外科医がガン医療の最前線で活躍するという輝かしい場面として描かれましたよね。

船瀬　「白い巨塔」も傑作。大学医学部の腐敗を描き告発している。この頃の日本映画はマトモだった。今はマヌケですよ。

大橋　私この話で、最近亡くなった近藤誠先生のことを思い出すんです。あの方もいろんな自分の理論をお持ちでしたが、そのなかに、ガンは転移すると言われるけれども、転移を疑問視されておられました、途中から細胞の性質が変わるということはないのだ、と。塊のガンはずっと塊のままである、だから塊のガンに関しては慌てて手術をする必要はない、と考えていた。サテライトのようなものがある場合にそれをいったんどうするかについては、手術をしないという考えですよね。

「白い巨頭」の財前五郎さんはここにメスを入れたわけです。モデルとなっている一人は、大阪大学の神前五郎（こうさきごろう）という方で、大阪大学の第二外科の有名な先生です。この神前先生がほとんどお亡くなりになる前だと思うんですが、近藤先生が取材をされています。その席で神前先生も、末期ガンについてはメスを入れるとガンが暴れるとおっしゃっていたそうです。この対談については、近藤先生の本にも記載されています。

船瀬　私も聞いたことがあります。ガンは犬や猫と同じ、やさしくしていればおとなしい。いじめると牙をむいてくる。

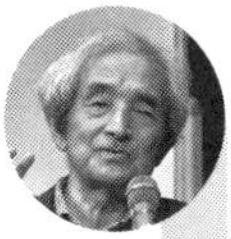

大橋眞の視点

がん医療の本質的な問題とは

抗がん剤は、ある意味ではがん医療の象徴的存在です。抗がん剤は基本的に非常に毒性の強いものです。このようなものを医療に使うことは、命の危険性を伴うことが避けられません。それにもかかわらず、がん医療において広く使われているのには、理由があります。

がん細胞は、無限に増殖する性質があり、また他の臓器に転移を起こして増殖することにより、命の危険性がある「がん」という病気の原因であると考えられています。がん細胞を放置すると、がん細胞はどんどん増殖し、転移を起こす危険性が高い。したがって、がん細胞を死滅させるために、毒性の強い薬である抗がん剤の使用は止むを得ないという考え方です。

この考え方には、がん細胞というものが体内に存在していることが前提条件として設定されています。体内のがん細胞を調べる検査として細胞診が行われています。体内から取り出した組織の細胞を、顕微鏡により観察してがん細胞の存在の有無を判定します。これが、現在のがん医療で最も信頼性の高い検査法であり、がんの確定診断として使われています。

しかしながら、顕微鏡で観察することにより、がん細胞を同定できるのでしょうか。がん細胞は、無限増殖と転移という2つの性質を併せ持つとされていますが、顕微鏡観察では、無限増殖性も転移性も証明することはできません。顕微鏡観察では、あくまで似ているということしかわかりません。

では、一体どのような細胞と似ているから、がん細胞であると診断しているのでしょうか。がん細胞の見本となる細胞があり、この見本の細胞と似ているというのが、がんの細胞診です。細胞診で使われているがん細胞の見本は、悪性腫瘍と診断された患者から採取された典型的ながん細胞のはずです。しかし、ここで大きな疑問が出てきます。見本となるがん細胞の提供元である悪性腫瘍と診断された患者は、どうやってがん細胞を証明したのでしょうか。見本となるものが、がん細胞であることを証明できていなければ、この見本と似ているからと言って、がん細胞を証明できるはずがありません。

もし患者から取り出した細胞が簡単に無限増殖するのであれば、顕微鏡を使って類似性を調べるよりも診断は簡単であり、何よりも正確です。さらに培養により無限増殖するがん細胞が簡単に取れるのであれば、その細胞に対する薬剤の感受性試験も同時に行うことが出来ます。また、このがん細胞を大量に増やすことが可能であれば、がん研究に大いに役立つはずです。

実際のところ、がん患者から採取した細胞が無限に増殖することを証明するのは容易ではありません。無限増殖の証明どころか、増やすことも簡単ではありません。少なくとも、がんがんと増えるというような細胞ではないのです。

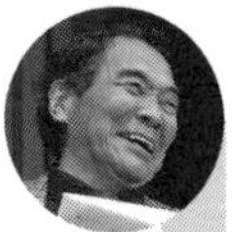

船瀬俊介の視点

近代医学は、出発点から悪魔に乗っ取られていた

医学理論「ウイルヒョウ学説」は、まちがいだらけ

●ドイツ医学界ドン、強欲の塊

ルドルフ・ウイルヒョウ（1821〜1902）は、近代医学の父とされる。

彼はベルリン大学の教授から学長に昇り詰め、政界にも進出。野党の党首を務めるなど、まさに権勢欲の塊だった。その性格は傲慢そのもので、医学界で彼に逆らう者は容赦しなかった。じっさい、ドイツ医学界さらには政界のボスに逆らえる者は、誰もいなかった。

こうしてウイルヒョウは、ドイツ医学界の頂点に首領《ドン》として君臨したのだ。

そして――。当時ドイツ医学は、世界医学界のトップにあった。ドイツ医学でなければ、人にあらず。ドイツ医学界は、世界の医学・生理学の中枢を占めていたのだ。

その頂点の玉座に居たウイルヒョウの医学理論は、〝神の声〟に等しかった。

このドイツ医学界の絶対権力者に〝医学の父〟の称号を授け、恭《うやうや》しく王冠を被せた勢力が存在する。それが、イルミナティだ。彼を〝医学の神〟に奉り上げることで、世界の医療利権を完全掌握することを狙ったのだ。

●ロックフェラーの野望と実践

医療利権を握るのに具体的に暗躍したのは、ロックフェラー財閥のジョン・ロックフェラーだ。

彼は世界中の大学医学部制を確立した。

6年にわたる医学教育という関門を設けることで、民間医療を徹底排除した。はやく言えば、金持ちの子弟でないと医学部を受験・進学できないよう、ハードルを設けたのだ。

それまでは、町の床屋が医者をかねるなど、医療は庶民に開かれていた。

しかし、ロックフェラーは「医療の近代化」の名の元に、医療利権の独占工作を進めていった。

当然、医療行政にも介入した。

医師免許や医師法、薬事法、医師会を導入して、さらに伝統医療を徹底排除した。

こうして、世界の医療利権のほとんどをロックフェラー財閥が掌握した。

医学教育カリキュラムを作成したのも〝やつら〟だ。

その医学理論の黄金律とされたのが、ウイルヒョウ医学なのだ。

●〝医学の神様〟はあまりにお粗末

そして――。ロックフェラー医療マフィアは医学教育（狂育）の完全支配にとりかかった。

それは、医学部カリキュラムにおけるウイルヒョウ医学の徹底だ。

わたしは『医学大辞典』（南山堂）を開いた時の驚愕を忘れない。

試みに「自然治癒力」と引いてみた。すると……ない！　「自然治癒力」の項目は削除されている。「治癒」と引いても出て来ない。現代医学は「自然治癒力」「治癒」を黙殺している。恐ろしい現実に戦慄した。

しかし、それも無理はない。ウイルヒョウ理論は、自然治癒力そのものを否定しているのだ。

以下――ウイルヒョウ理論の誤りを列挙する。

①**生命「機械論」**：生命とは、精巧な機械にすぎない。「生気論」は誤りだ、と斬って捨てた（実は、「量子力学」が「生気論」の正しさを立証している）。

②**自然治癒力の否定**：ウイルヒョウ医学の区致命的な誤り。それは、近代から現代にいたる医学全体が、致命的に誤っていることの証明でもある。

③**ガン細胞無限増殖論**：ガン細胞は、一つでも発生すると無限に増殖し、最後には宿主である患者を殺す（ガン死病説のルーツ。完全な過ち）。

④**免疫細胞の無知**：〝神様〟は免疫細胞の存在すら知らなかった。１６０年も昔だから仕方がない。問題は、そんな無知でカビの生えた医学理論を、いまだ金科玉条のごとく大学医学部で

教えている、というおそるべき医学界のアナクロ体質だ。

⑤**細胞起源説**：「細胞は細胞分裂のみで生じる」。しかし、それを否定する「細胞可逆」「細胞新生」「オートファジー」は証明されている（千島・森下学説）。

⑥**「感染症」否定**：コッホの結核感染説に「細菌感染などありえない」と完全否定した。

⑦**「食原病」無知**：食事・栄養の要素を完全無視した医学理論で、無知幼稚で話にならない。

⑧**「消毒法」追放**：細菌感染を否定して、「消毒法」提唱者ゼンメルワイスを国外追放。

⑨**ガン・ストレス説**：神経細胞とガン細胞はつながっていない、という珍説で無視した。

——このように、〝医学の神様〟はあまりにお粗末。医学者としても三流以下だ。

その理論を、全世界の医学生たちは、いまも強制されているのだ。これこそ、空前絶後のコメディだ。

船瀬俊介の視点

2　ガンは本当に転移するのか

大橋　抗ガン剤に関しては近藤誠先生が、『抗がん剤だけはやめなさい』（文藝春秋）、『患者よ、がんと闘うな』（同）という本を出されていて。船瀬さんとの共通性を感じたんですよね。

船瀬　近藤誠先生には何度も取材させていただきました。

大橋　実は私は近藤先生とお会いすることはなかったんですけど……。船瀬さんの考え方の背景として一貫性があるなと思ったのは、医療というものが果たして患者さんのためになっているのかという姿勢。まず疑問を感じる。患者さんの様子、医療の様子、世界の様子、そういうものを船瀬さん自身の観点から観察して、世の中は何かに支配されているという仮説を展開し、検証していくという。

船瀬　まさにその通りです。それが、先に述べたイルミナティ、フリーメイソン、ディープステートの三層支配です。

大橋　近藤先生の主な主張は、転移というのは本当にあるのだろうか、ということでした。転移というのではなく、最初から転移をしているものはしているんじゃないかと。途中から転移をするというのが、「ほうっておいたら手遅れになるぞ」という話になり、ガンへの恐怖心を抱く一つの原因になっているんじゃないかと。

船瀬　脅迫ビジネスですね。「余命3か月」はやつらの決まり文句です。そうして高額の抗ガン剤治療に引きずり込む。

大橋　移るかどうかについては、コロナの伝染性の話とよく似ていますが、それこそ、どうやって証明するのかと。この近藤先生の理論に関して、まともな批判は少なかったんです。唯一、自治医科大学の病理の先生が、途中からガンの性質が変わることはあるんじゃないかということを言われていたんですが、それ以外に関しては転移性についての批判はありませんでした。なんとなく近藤先生の理論は正しいように思うというのが、陰では多かったんです。

船瀬　陰ではね……。

大橋　そう、表立ってはやっぱり言えない。なぜかというと、転移性というものが、ガン治療、ひいては抗ガン剤治療の根拠、正当性になっているからです。もう一つは手遅れという概念です。早期診断、早期治療、これを正当化しているから。なぜ発見したら早く取らないといけないかというと、途中で細胞の性質が塊の固形ガンから転移性のものに変わると。細胞のトランスフォームというんですが、それが起こるから早く見つけて取らなきゃいけない、というのが三大療法の一番基本の理論なんですよね。近藤先生の「大きくなったらその時考えましょう」というのではなく、「早期発見・早期治療」としないと、皆さんガン検診を受けない。それで検診を受けて、何か小さいのが見つかったらやっぱりヤバいから早く取ろうと。取ったら念のために抗ガン剤も少しやっておきましょう、と。そういう流れにつながっていくわけですね。

今一番の世の中の問題は、本当に転移するのか、ということだと思うんです。例えば、ガンの主病変がありました、こっちにサテライトがありました、と。するとこれはAからBに移ったのか、元からあったのかということですね。移ったのであれば、ガン病変を早く見つけて早く治療しなければならない、だから検診が必要である、こういう理論になるんですよ。

船瀬　はっきり申し上げて、「早期発見・早期治療」というのは共同幻想ですよね。やっぱり転移というのは間違いですよ。体全体が汚染されて弱っているから、あちこちから湧いてくる、それを転移したと言ってる。体全体の体質自体が悪化しているから。

大橋　今のご説明は近藤先生の理論に似ていますね。

移るというからには証明をしなくてはいけない。証明の方法ですが、たとえばガンの組織を取り出して、他所に定着して増えるかどうか。非常にラフな話ですが、他所に移植して増えるかどうか、増え続けるかどうか。この2つなんです。この2つを満たさないと、転移性そのものを証明できないんです。

問題は、細胞を取ってきて、シャーレや試験管のなかで増えるかどうかです。これが増えないんですね、非常に増やすのが困難なんです。ガン組織から取ってきた細胞というのはくたびれているので、分裂すらしない。ほとんど、90％近くが増えもしない。これが現実ではないかなと思います。

実はこれは私が新しく言っているのではなくて、アメリカなんかでは教科書に載っているレベルの話で、最新のことでもない。15年近く言われ続けています。アメリカでどうして抗ガン剤を使わなくなったかというと、ガンを増やすことも難しいとだんだんわかってきて、ガン組織のできかたをどう証明するかという話になってきたからなんです。こういった議論はお医者さん向けの雑誌には出ているんですが、ガン組織も増える細胞と増えない細胞があって、圧倒的大多数は増えない細胞の塊である、と。だとすると、果たしてそれが抗ガン剤で縮むのか、そもそも抗ガン剤で処理することにどんな意味があるのかということになっている。

実はこの、増える細胞がごく限られているということが２０００年代の初頭にわかりまして、それで教科書も書き換えられたし、抗ガン剤治療もほとんど止めるようになったんですね。

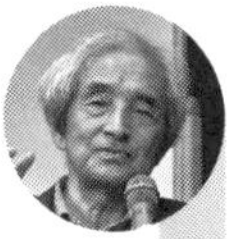

大橋眞の視点

アメリカで抗がん剤が使われなくなった理由

転移することを証明できない？

転移性の証明は、実験系が限られているために、ほとんど研究が行われていません。転移性という性質のためには、他の臓器において生着するという性質が必要です。なにより、無限増殖性という性質がなければ、転移性という性質を持つことは不可能です。したがって、無限増殖性の証明が出来ていない状況においては、転移性の証明が出来ないのは自明です。

これまで多くの研究が行われてきたにもかかわらず、本物のがん細胞が証明できないという事実は、がん医療の見直しが必要であることを示唆しています。

実際に米国においては、２０００年代に入ってから、基本的に抗がん剤の使用を取りやめています。がん細胞の無限増殖性と転移性に関しては、がん幹細胞説という考え方が提唱されています。幹細胞の考え方は、正常細胞の無限増殖性を説明する考え方ですが、がん細胞と正常細胞の違いが明確でないことが明らかになってきたのです。

がん細胞と正常細胞の違いが明確でないのならば、がん細胞を抗がん剤で攻撃するという考え方は、正常細胞を同時に攻撃してしまう危険性があることになってしまいます。それどころか、がん細胞より正常細胞の方が感受性が高い可能性もあるわけです。そもそも、無限増殖性や転移性が証明できないとすれば、抗がん剤を使用してがん細胞を攻撃する必要があるという理論も成立しなくなってしまいます。

このような事情があって、米国では抗がん剤を使用しなくなったのです。抗がん剤の使用をやめた結果、がんにより死亡する急に人が減ったのは当然の結果と言えます。

がんの転移が起こる可能性があることを前提としたのが、早期発見・早期治療という考え方です。そのために、行政もがん検診事業のサポートをしています。また、抗がん剤を含めたがんの3大療法の考え方につながっています。したがって、がんの転移性が揺らいできたことは、がん医療のあり方を揺るがしかねない問題でもあるのです。

転移性の前に必要な無限増殖性の証明

がん細胞が転移をして、その臓器で無限に増えることが転移性という性質です。したがって、がん細胞の転移性という性質には無限増殖性という性質があることが必要条件です。そのために、無限増殖性を一つの基準として、がん細胞であるのかを判断すれば良いということになります。がんの患者からの組織において、無限増殖性の細胞が証明できるのかが、この問題を最も端的に表しているわけです。

がん幹細胞説においては、この無限増殖性に関して、細胞単独で無限増殖性という性質を持つのではなく、幹細胞としての性質をもたせるための環境が必要であるという仮説を立てています。転移性という性質のためには、この幹細胞としての性質をもたせる環境が、細胞と共に転移するということを考えているわけです。

細胞の無限増殖性という性質のためには特別な環境が必要であるというのであれば、勝手にどんどん増えるのではなく、一定の条件でしか増えないということになるはずです。そうだとすると、がん組織の細胞のほとんどは一定の寿命を持っているはずであり、放っておいても転移性のあるがん細胞に変化するということはあり得ないことになります。がん組織のなかでも幹細胞の役割を担う細胞はごく一部であり、この幹細胞が正常細胞の幹細胞と区別がつくのかということも不明です。

このようなことから、がん組織の細胞の大部分は勝手に増える細胞ではなく、有限の寿命のある細胞であり、正常な細胞とは言えないような形状を持っているだけ、というのが、最も正しい表現のようです。

少なくとも無限増殖性が証明できないという状況の中では、抗がん剤の使用に関しては相当に慎重である必要があります。抗がん剤の標的は増殖性の盛んな細胞です。がん細胞は、最も増殖性の盛んな細胞であるという前提条件があるので、毒性の強い抗がん剤の使用が行われているわけです。この前提条件が証明できないという現状においては、抗がん剤使用についての再評価が必要だと思われます。

3　ガン検診とガン治療の闇

船瀬　僕は『ガン検診は受けてはいけない⁉』という本を徳間書店から出しています。

この本で近藤先生はもちろん、森下敬一先生、鶴見隆史先生、安保徹先生、真弓定夫先生、宗像《むなかた》久男先生……7人くらいの医師にインタビューしたんですが、全員が「ガン検診は受けない」とおっしゃっていましたね。

チェコ・リポートという研究報告があって、肺ガン検診の有効性を検証するものですが、肺ガン検診を受けた人がどれだけ生き延びるかを調査した結果、肺ガンの検診を受けた人のほうが肺ガンにかかっている。そして検診を受けた人のほうが肺ガンで亡くなっているし、総死亡率も検診を受けた人のほうが高い（図3）。

■ガン検診を受けた人ほど発ガン、早死にする！（チェコ・リポートの衝撃）

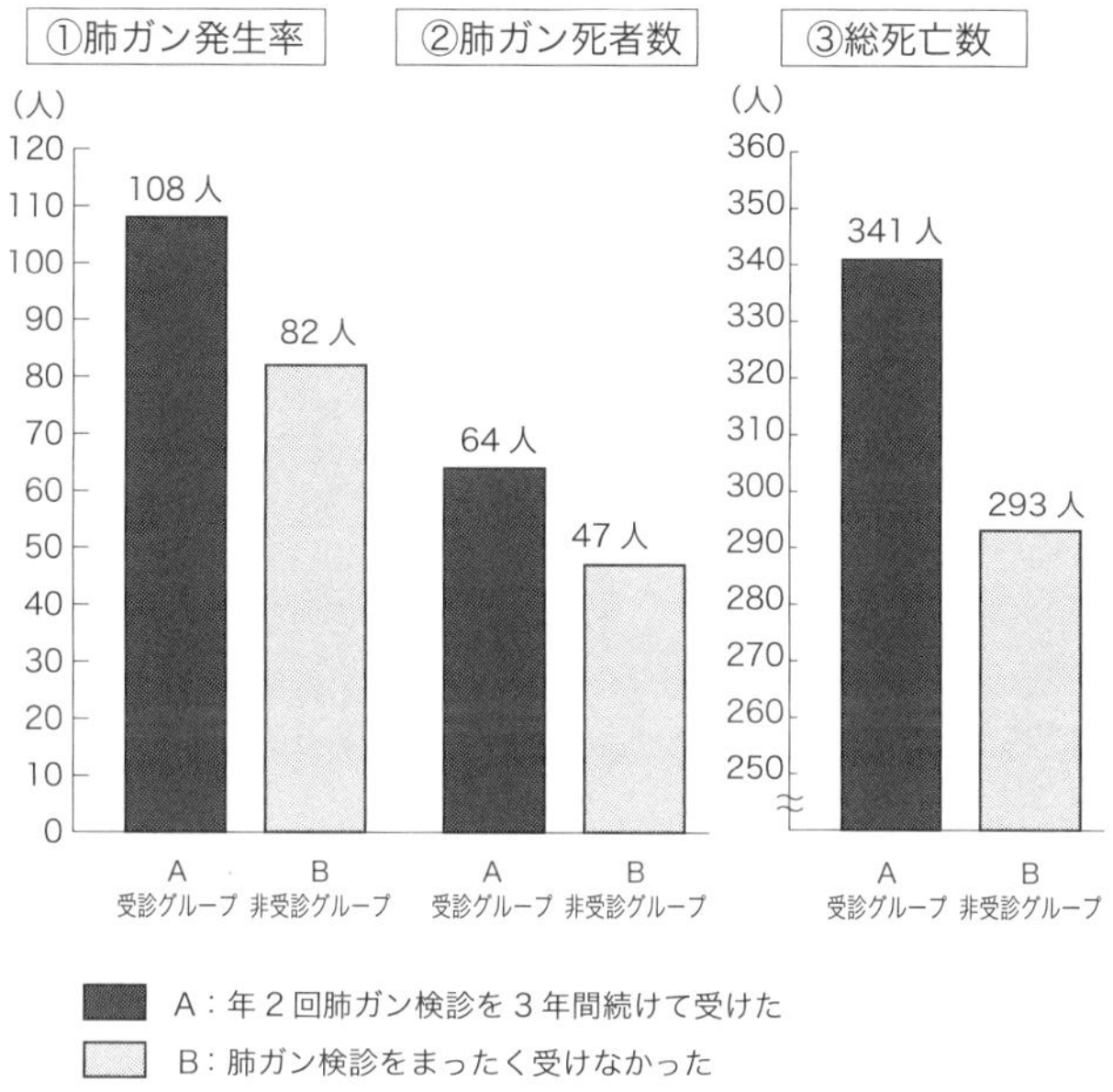

図3　肺ガン検診を受けた群（A）は、検診を受けない群（B）より①肺ガン発生率も、②肺ガン死者数も、③総死亡数も多い。

1990 年、対象：喫煙男性 6300 人
出典：『ガン検診は受けてはいけない !?』

このチェコ・リポートは、新潟大医学部の岡田正彦教授も医学的に「パーフェクトだ」とおっしゃっていました。だけどこういうリポートは表に出てこないんですよね。

それから1990年に、アメリカ政府の調査機関OTAという部署が「OTAリポート」を発表しています。それによると、アメリカ政府が正式に、「抗ガン剤というのは非常に毒性が強くてガンへの治療効果はない」としているんです。抗ガン剤をほとんど全否定している。それどころか、食事療法などの代替療法のほうが効果がある、と。

このOTAリポートを境に、世界では抗ガン剤使用量が一気に減ったのですが、一切これが伝えられていない日本では、逆に、どんどん抗ガン剤の使用量が増え続けている。

すると日本だけロケットのようにガン死者が激増している。これは、余った世界中の抗ガン剤が日本になだれ込んで来たからです。だから、〝ガン死〟でなく〝抗ガン剤死〟です。

大橋　そのレポートが発表された1990年頃から、転移性というのは証明ができないというような流れになってきていました。

無限増殖性の前段階として、転移性は証明が非常に難しいということが以前から言われていたんです。ラットを使った実験で、培養したガン細胞を投与するという実験があります。普通、ラットの血管からガン細胞を入れると、これを転移と言うかはさておき、ガン細胞は肺に届いて肺で増えるんですね。この条件においても、なおかつそれが肺に生着してガン組織になることはなかったんです。そこまでやっても結局、転移性というのは実験的には証明できないね、というのが現時点で言われていることです。

いっぽうで、増殖性についてはやはりあるのではないかということで、今はそちらに関心が集まってきていますが、これについても、ガン組織のなかで無限増殖性を有している細胞というのはごくごく一握り。それも無限ではないです。一般に増殖というのは、ある一部の増える細胞がどんどん増えていくんですが、このごく一部の細胞が増やしているんじゃないか、という「ガンの幹細胞説」というのが唱えられています。この話に移行しちゃったんですよ。でもこの話も証明するのが難しい。これを近藤先生が著著で少し書いておられたけど、中身までは触れられていない。

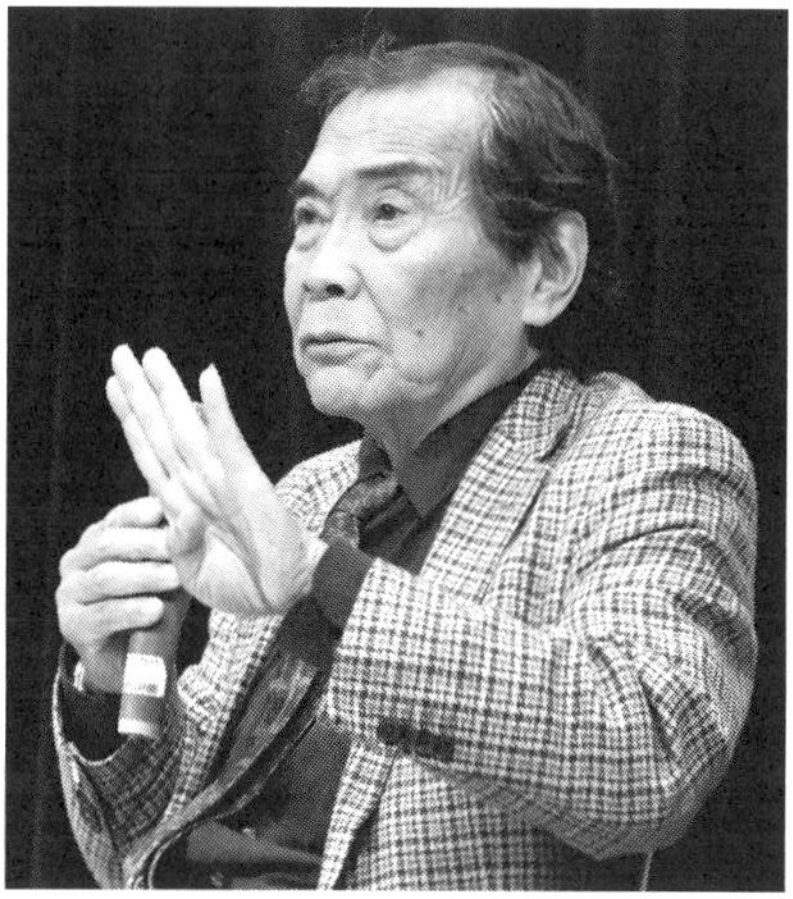

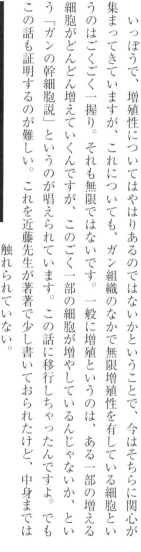

ここまでいくと、ガンというものを根底から考え直さなければならないはずで、すでに30年も前にこういった情報が日本に入ってきても、一部のお医者さんのところで止まっているんではないかなということです。

船瀬　ヒポクラテスは非常にわかりやすいことを言っているんですが、「人間は自然から遠ざかると病気に近づく。自然に近づくと病気から遠ざかる。自然な食べ方、自然な考え方、自然な暮らし方をせよ」と。われわれ現代人はそう生きていないでしょ、食べてはいけないものを食べ、悩むべきでないことで悩んでいる。そして素晴らしいと思うのは、ヒポクラテスは「食事で治せない病は医者もこれを治せない」と言っています。健康の大前提は食事ということなんです。

しかし現代の西洋医学では食事に関しては一切教えていない。そういう意味では、近藤先生は栄養学については、残念ながらだめでしたね。

大橋　近藤先生は放射線科のお医者さんで、いわゆる外科から回されてきた患者さんに放射線を当てることをやっていたので、転移ということについてはずいぶん悩まれたと思うんです。

船瀬　近藤誠批判というものあるんですよ、「抗ガン剤はダメだって言っておいて、自分は放射線当てまくっているじゃないか」と。

大橋　まぁ、放射線療法も評価できる点はないことはないんですが……。

近藤先生が言われていたのは、あくまで転移性ということについて、途中から細胞が変化して移るという理論が今、人々をガン検診に走らせて手遅れと言って恐怖心をあおっているのではないかということだと思うんです。

船瀬　1969年のことですが、カリフォルニア大学バークレー校教授のハーディン・ジェームスという方が、講演でこう言いました。全米でガン治療を受けた人の余命を調べたら平均して3年だったと。アメリカというのは医療費が高いので、お金のない人はガンの宣告を受けても治療を受けなかったりするんですが、検診を受けて抗ガン剤治療などの三大療法を受けた人は3年で死んでるけど、受けなかった人は12年6か月生きていた。つまり4倍以上長生きしている。この12年6か月生きた人たちは、食事療法もしない、何もしない今まで通りの生活ですよ。ファスティングとかベジタリズムで血液をきれいにすれば、おそらく治ったと思います。『あぶない抗ガン剤』（共栄書房）という本でこうした話を紹介しましたが、医者も患者も一冊の本すら読もうとしないいんですよ。

あるおじさんに言われたことがありますよ、「おれ、ガンでしんどいんだよぉ、要点だけ、かいつまんで話してくれよぉ」と。命がかかってるんだから、一冊くらい読みなさいよ！ と言いたい。

ガンとは何か、という大事なことを言いますが、近藤先生は取材の際に、「ガンと診断されても9割はガンじゃありません」とおっしゃった。「じゃあなんですか」と言うと、「がんもどきです」。「良性ということですね」「そうです」。いわゆる心の持ち方、生活の仕方を変えれば消えていきます、ただ1割はどうしようもない場合があるんですけど」とおっしゃっていた。

ガン検診については、衝撃を受けた近藤先生のお話がある。「いいですか、ガン検診って最後、細胞を切って標本にして病理医に回すんですよ。病理医が顕微鏡で見て、ガンかガンじゃないかを判断して、最終的に告知に来るわけです」。ところが、最新の医学は、細胞を外から見た外形でガンかどうか判断することはできない、と。「最新医学では細胞の外観からガンを定義することはできないんですよ」。定義がないのにどうやってガンかそうでないかを判断するのかと聞いたところ、「実にいい質問です」と言って、「彼らは気分で決めてるんです」。午前中に「これはガンだ」と言ったものを、午後には「これはガンじゃない」なんてことが普通にある。権威のある教授がいるような病院では、その人が「ガンだ！」と言えばそうだし、「ガンじゃない」と言えばそうではなくなる。さらに、外科の方から「怪しいのは全部ガンにしといてくれ」と言われることもある、なんて話もありました。

大橋　ガンを診断する細胞診のお話ですが、今はガンの細胞診で、「なにか顔つきの悪そうなのがいるからこれがガンだろう」と診断する。これは資格をもった人がそう診断するわけです。果たしてこれでいいんだろうか、元の見本になっている「顔つきの悪い細胞」が、本当に無限に増えるものなんだろうかという疑問がありますね。

船瀬　近藤先生がおっしゃっていたのは、いくら顔つきが悪くてもまったく悪さしない細胞もあるし、正常に見えて突然悪さをしだす細胞もある。そんなもんなんですよ。

大橋　どうしてガンと診断するかという根拠になる物差しはあるんですよ。一応、細胞診でのガンの判断基準になるモデルみたいなのはあって、それに該当するかどうかで診断を下すんです。しかし、じゃあ元になる物差しはどこから作ったかというのが問題なんです。その物差しが、本物の物差しであることを一体誰が証明したのか……という話ですね。

船瀬　だから、「ガン検診」「ガン判定」「告知」がはじめからデタラメなんです。しかし、患者や国民はそれを１００％信じ切っている。コロナのＰＣＲ検査と同じブラックコメディだ。

大橋　そうなんです。物差しという基準がなければ、診断のしようもないはずなんですよ。本物と比べてこれに似ているね、ということなら判断基準になりますが、本物がなければ物差しも作りようがない。したがって、本物の証明がまず最初にやるべき仕事になるはずですが、それが簡単ではない。そのために、とりあえずの物差しで診断を始めるしかないのです。それがいつの間にか、本物の物差しであると勘違いするわけです。たとえば、無限に増えるというのであれば、形態からガンと診断するのではなくて、実際に増やしてみればよろしいでしょ、本当に増えますか？　と。だけど増やしてみるようなことは誰もしていない。

実は、ガン患者から取り出した細胞でガン細胞株を作る技術があるんです。これはアメリカのあるグループが持っている技術で、どういう操作をしているのかはわからないんですが、そのガン細胞株というのが売られているんです。これが、私もガン患者から取り出した細胞がどんどん増えると思っていたんですが、私がかつて大学の動物委員会の席で、ある医学部の先生が「ガン細胞株というのは危ないですよ」という話をされて。なぜかというと、「ウイルスがかかっていますよ」と。ウイルスをかけて作っているから、ガン細胞株を触るのは危ない、と警告されていました。そうまでしてガン細胞を増やしているという話ですね。

もしガン細胞がすべて増殖するものなら、診断の時に増えるようにしてみればいいんです。だけど増えないから、物差しがよくわからないものと比べて診断している。コロナも同じですよ。ＰＣＲで物差しにしているのは、中国のグループが発表したＳＡＲＳ-ＣｏＶ-２という遺伝子配列に似ているかどうか。本物のウイルスに似ているかどうかではないんです。物差しが偽物ならすべてが嘘です、という理屈になる。

船瀬　欧米では、1990年を境にガン患者が減ってるんです。米OTAリポートが世界の医学界に衝撃を与えた。抗ガン剤は猛毒・有害無益と政府機関があばいたからです。日本だけは〝ガン死〟は増えている。先ほども言ったように、欧米で使われなくなった抗ガン剤が日本になだれこんできているから。つまり抗ガン剤で死ぬ人が増えている。今のワクチンと同じです。世界中で使われなくなったワクチンが日本に流れ込んでるじゃないですか。8億8000万人分あるんですから。プーチンはこの3月に「ロシア国内のmRNAワクチンを全部廃棄せよ」と命じましたよ。日本も余ってるけど、廃棄せずに6回目、7回目、子どもにも赤ちゃんにも打ちますと言っている。完全に狂気だね、日本全体が狂いまくっている。

大橋　情報が届かないという問題がありますよね。

船瀬　こういうこと言うとまた皆さん黙っちゃうんですが、全世界的な謀略です。戦争と医療は同じだと思いますよ。『維新の悪人たち』（共栄書房）という本に書きましたが、アルバート・パイクというフリーメイソンの「黒い教皇」と言われた人物が1871年に、これから起きる第一次、第二次、第三次世界大戦は我々フリーメイソンが計画して起こすと断言している、その通りになっていますからね。ガンもそうですよ、パンデミックもそうです。我々はガン、パンデミックで世界中の人間の恐怖をあおって洗脳して、抗ガン剤とワクチンでとことん稼ぎ、とことん殺す、と。人口削減の一環ですよ、やつらは人口を5億人まで減らすと言ってるんだから。……ほら、皆さんドン引きでしょ（会場笑）。

大橋　まぁ、人口削減かどうかという問題は、これからおいおい考えましょう。

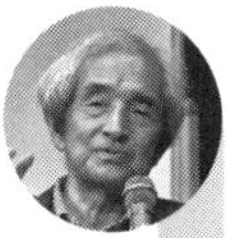

大橋眞の視点

がん医療の構造的矛盾

がん検診はがん医療の病人狩りビジネス？

がん細胞が証明できないという事実は、がん細胞によって引き起こされるがんという病気が証明できないことと同じです。「がん細胞には無限に増殖し転移する性質がある」という仮説が、がんが死の病であることの説明として使われてきたのです。がん細胞を持っている人や、がん細胞に変わる可能性のある細胞を持った人を早期に発見して、これらの細胞に対して適切な処置を行えば、がんによって死亡する人を減らすことが出来るというのが、がん検診の理論です。健康診断の一環として、がん検診には各自治体も力を入れており、対象者を限定して無料検査も行っています。

がん検診において細胞診が行われることはありませんが、精密検査において、検体の採集が可能な場合には確定診断として細胞診が使われています。

がん細胞を証明する方法がなければ、早期発見・早期治療の必要性はないということになります。がんの確定診断としている細胞診は、がん細胞かもしれないというレベルでしかないのです。このような状態であるにもかかわらず、恐ろしい細胞が体内で増殖しているという前提条件により、がん宣告が行われているわけです。放っておくと死に至ると考えるからこそ、危険な抗がん剤治療を受け入れる人が多いのです。

がんの確定診断は、がん細胞かもしれないという判断をしただけ、ということが理解できれば、危険な抗がん剤治療を受ける人は大幅に減るはずです。

それでは、がん細胞かもしれないという判断において、どのくらいの確率で本物のがんの可能性があるのでしょうか。これまでに、がん細胞が証明できていないとすると、がん検診の細胞診において本物のがん細胞が見つかる確率は、事実上ゼロと考えられるのです。それにもかかわらず、毒性の強い抗がん剤治療を受ける人が多いために、がんで死亡する人が増えていくという仕組みです。

がんの診断を受けた人が死亡した場合、仮に死亡の原因が抗がん剤によるものであっても、抗がん剤の使用による免疫不全の結果起こる感染症によるものであっても、全てがんによって死亡したという形で統計データの中に組み入れられてしまいます。その結果、がんという病気が恐怖の死の病であるという印象が作られてしまうのです。

がん患者の増加や、がんで死亡する人が次第に増えていくという仕組みの中に、がん検診が大いに貢献していることになります。つまり、がん検診が、がんで死亡する人を減らすのではなく、がんで死亡するとされる人を作り出す役割を担っていると考えることが出来ます。まさにがん検診は、がん医療の病人狩りビジネスと言っても過言ではないのです。

抗がん剤には延命効果がない？

抗がん剤に延命効果がないことは、しばしば問題にされています。医学的な措置を行った結果、寿命が短くなるようなら、その医学的な措置は正しいのかという問題になります。薬の効果には個人差があり、病気の状態にも個人差があります。したがって、抗がん剤の効果についても、やってみないとわからないという面があることは否定できません。実際にやってみたら、もしかして効果が出て治癒する可能性もないとは言えないという理論が、抗がん剤治療を支えているようです。

しかしながら　健康な人に対して強い毒性を示す薬剤が延命効果を持つことは、常識的には考えられません。抗がん剤治療には、やり直しはきかないわけですから、やはり抗がん剤の効果は、平均的な延命効果を数値で示す必要があります。もし、延命効果の平均値がマイナスであれば、その抗がん剤治療を受ける人がほとんどいなくなるはずです。

それでは、どうして医師が抗がん剤治療を提示する場合に、延命効果のデータを提示しないのでしょうか。

その理由は、延命効果のデータが存在しないからです。延命効果のデータを出すためには、同じような状態の患者に対して、治療をする群と治療をしない群の間において、有害事象の発生を比較する必要があります。この場合の有害事象で最もわかりやすいのが死亡です。10年以上の歳月が必要ですが、この比較をすると延命効果のデータを出すことが出来るはずです。

このようなことが行われない理由として、日本において治療をしない群を置くということが成立しにくいという問題があります。実際には、抗がん剤治療を選択しない人もいるので、これらの人をフォローアップすれば、延命効果のデータを出すことは可能なはずです。

病院での抗がん剤治療などを選択しなかったがん患者の組織として、「名古屋いずみの会」があります。この会においては、かつて年間の生存率が95%というデータが出されたことがありました。患者それぞれの状態が違うこともあり一概には言えないかもしれませんが、病院で抗がん剤治療をしている患者の生存率がこれより下回るのは明らかです。したがって、抗がん剤に延命効果がないことはおよそ察しがつきます。

抗がん剤に延命効果がないことがわかってくると、ますます抗がん剤の延命効果について、比較実験が行いにくくなってしまうという問題が発生します。患者の側からすると、抗がん剤に本当に延命効果があるのかを知りたいところです。しかし、医療機関側からすると、抗がん剤の延命効果がないことが明らかになると、これまでのがん医療は何であったのかという批判を受けることになってしまいかねません。

抗がん剤治療は正しいものであるという説は、あくまで仮説に過ぎないのです。近藤誠先生の放置療法の試みは、実際の実証実験に相当するはずですが、このようなデータの集大成には多くの後継者が必要です。

4 ガンは「くたびれた細胞」

大橋　船瀬さんはガンを〝くたびれた細胞〟とおっしゃっていますね。細胞が分化するときに分化し損ねた細胞が出てきますが、それがくたびれた細胞ということですか?

船瀬　要するに酸素欠乏ですね。オットー・ワールブルグ（ドイツの生理学者）が言っているように、細胞への酸素を減らすと100%ガン化します。

大橋　細胞の分化において、酸素が重要であるという話ですね。

船瀬　もう一つは、安保（徹）先生がおっしゃっていたのですが、「ミトコンドリアが入ってくる前の原始細胞に戻るのがガンだ」と。（酸素が欠乏した状態で）無酸素でも生きていけるように戻るんですって。

大橋　ミトコンドリアが増えるのは、細胞分化の少し後なんですね。だから未分化の状態でガン化しているくたびれた細胞は、ミトコンドリアがそんなに多くないんですよ。酸欠状態のようになっている。

船瀬　そう、酸欠状態……。だからいわゆる糖の酸化エネルギーではなく、解糖系のエネルギーで乳酸を作り出す。無酸素状態でも生きようとするために細胞が先祖返りを起こしている、それがガンだと安保先生はおっしゃっているんですね。ガン細胞だって、生き延びようと必死なんだ。

大橋　そうですか、なるほどそれは面白い。要するに、ミトコンドリアが発達する前にどうもくたびれてしまって、無酸素でも生きられるように糖をいっぱい消費すると。それによって乳酸、すなわち疲労物質が溜まって組織全体がくたびれると。そんな感じがガンの正体であるということですね。ですからかわいそうな細胞とも言えますね。

船瀬　そうです、かわいそうですよ。酸欠で、おまけに有毒物質にやられていますからね。ガン細胞の中には、代謝排泄できない疲労物質が溜まっています。つまりガンは毒物の塊となっている。

大橋　ところがごく一部生き残っている細胞はいて、それが幹細胞になるわけですが、一生懸命、ひたすら細胞を作り続ける。それがくたびれた細胞の塊になって、これをガン組織と言っているんじゃないかと私は考えています。

■新発見！　細胞は固有の“音”を発信している

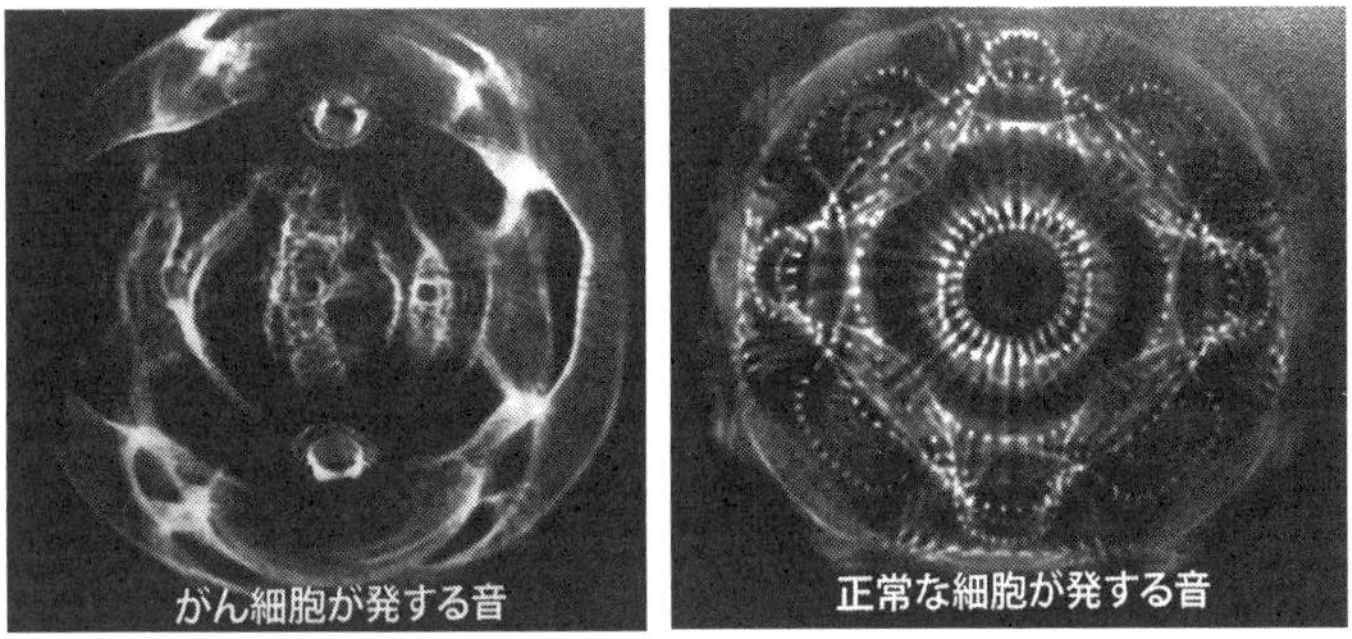

図４　「疲弊細胞」と「健康細胞」

船瀬　私には『ガンを治す「波動医学」』（共栄書房）という本がありますが、その本では量子力学に基づく波動生理学というのを紹介しています。つまり、すべての細胞は振動して音を発しているわけですが、その振動するバイブレーションの音を図形化すると、正常細胞は上下左右きれいな対称形なんです。

しかし、ガン細胞の振動の音を図形化すると、ぐちゃぐちゃなんですよ。くたびれているから悲鳴、うめき声をあげているわけですね（図４）。だから酸素と栄養を与えて、「よしよし、ゆっくりしなさい」「休みなさい」とやると、正常細胞に戻っていくんです。

大橋　当たらずとも遠からずだと思いますよ。だいたい、異常な細胞というのは死んでいく。これ以上悪さをするわけでもなく、放っておいたら自然と悪い細胞であってもなくなっていくんです。ガンの存在議論の話でいうと、無限増殖性の細胞なるものが、患者さんのガン組織にあるのかどうか。

船瀬　くたびれた細胞のほかに、狂った細胞もありますよね。コントロール不能のもの。

大橋　そういった細胞の定義は難しいんですが、異常な細胞で、これらが果たして無限に増えますか、また転移をする能力がありますか、と。そもそもかろうじて生きている細胞ですから。ガンというのは宿主を殺す狂暴性を持った細胞の塊であると言われていますが、これがまぁどこまで証明されているのか……。

　ガン細胞というのが、無限の命をもっているかもっていないか、ここで話が全然変わってくるんです。無限の命をもっていなければ細胞寿命というのがありますから、飢餓状態におかれたら真っ先に死んでいきますよね。その理論に従えば、なんの不思議もないんです。ですから、このガンと言っているものが、細胞のレベルで無限の増殖性をもっているかいないか、これを明らかにすれば、ガンかガンでないか、あるいは病気の元、病原体としてのガン細胞というものが果たして存在するのかどうか、この世に存在するのかどうかがはっきりすると思います。

船瀬　ルドルフ・ウイルヒョウは、「ひとたびガン細胞が生まれたら、それは無限に増殖して、宿主である患者を殺してしまう。その患者を救うのが我々医者であり、医学であり、医術である」と言いました。現代医学の父と言われて、いまだに世界中の大学医学部で教えられているのが彼の理論です。この「ガン細胞無限増殖説」は根底からまちがっています。人間の体の中では毎日、５０００～６０００個のガン細胞が生まれています。ウイルヒョウが正しければ、人類は１００万年前に絶滅していますよ。

大橋　病理医学の『ウイルヒョウ・アーカイブス』という雑誌がありまして、有名ですね。生物学の分野では、すべての細胞は細胞からできるということで、ウイルヒョウは結構評価されていますね。ガンの無限増殖論は確かにウイルヒョウが、ウイルヒョウの法則と言った。この医学生物学の世界で「法則」というのは本当に珍しいんだけど、その話だけは法則なんですよ。

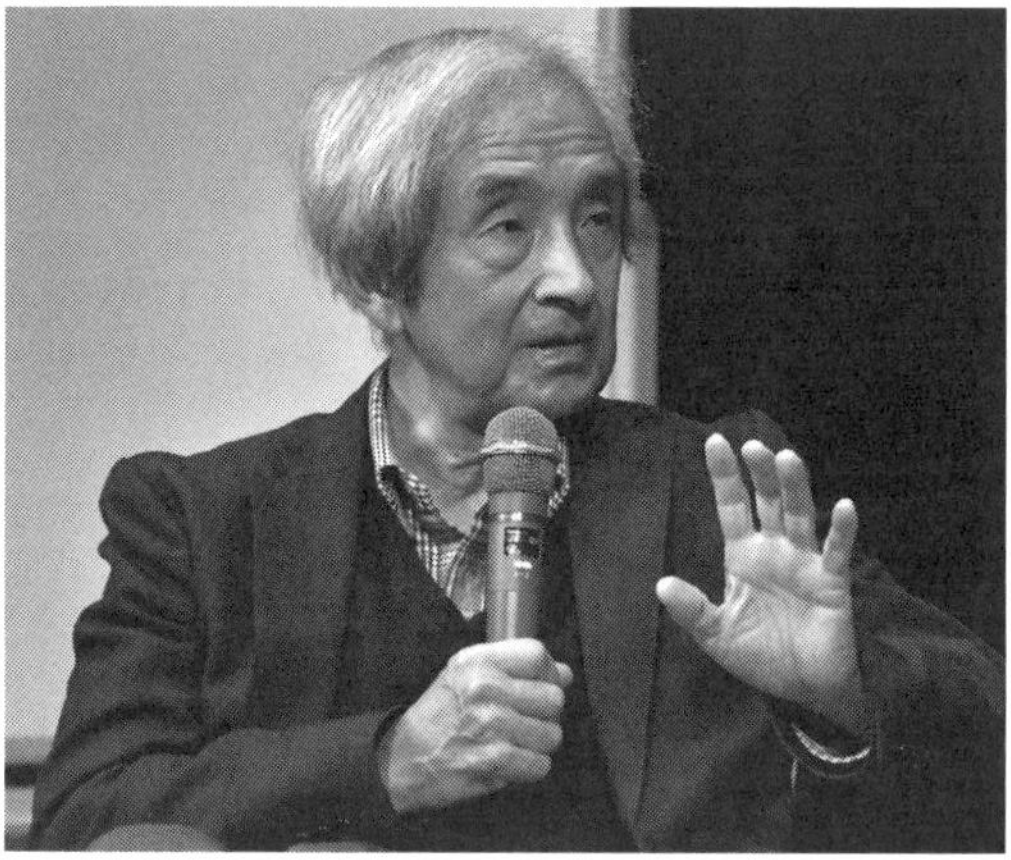

その頃はまだ細胞を培養することもできなかったわけですが、ウイルヒョウの「すべての細胞は細胞から出来上がっている」という主張は良かったと思うんです、それは観察から導き出されたのでしょうから。ただその後の、ガン細胞は無限に増えて宿主を殺してしまうという理論は、どういうふうに証明したんだ、という話です。

実は、無限増殖するというのは仮説なんです。仮説は実証実験をして初めて本当になる。ガン細胞も、正常細胞から由来する、すべての細胞は細胞からという意味では、ウイルヒョウの法則も間違ってはいません。だけどその後、実験によって証明されなければならないんです。無限増殖、あるいは転移性。その２つが、ガンのもともとの定義です。今は国立がんセンターのページからも見れなくなってしまいましたが。この無限増殖性と転移性というのは、最先端医療においては否定はされていませんが、証明できない状態で宙ぶらりんというのが現実です。ですから、私も「ない」とは言っておらず、「証明されていない」と言っています。ウイルヒョウのガン理論から160年たったけどいまだ証明されていないというのが、ガンの正体ではないかと私は思っています。

船瀬　プラスアルファでいうと、160年たっているわけですから、その間の発見、治験、証明というのは山ほどあるわけです。たとえば、ナチュラル・キラー細胞が発見されたのは1975年なので、ウイルヒョウは知らなくて当たり前なんです。彼が悪いんじゃなくて、カビの生えた理論を、いまだにセントラルドグマとして扱っているのが致命的だということです。160年前の理論がいまだにまかり通っているんですよ！

大橋　古い理論だからダメということではないんです。本当に正しいものは古くてもいい。160年前にウイルヒョウがガン細胞は転移をするという仮説を立てて、これが一つのメインだったたと思うんですよ。この転移をするというのが証明できますかということについては、1970年くらいに難しいということになってきて、それで、あとは増殖性の話にかなり集約されてきたところがあるんです。

無限増殖に関して言うと、たとえば、ガンの切除方法というのは日本に何万とあるわけですが、その切除したものを増やせばいいわけです。もし増えればノーベル賞ものですよ。そしてその増えたガン細胞の研究ができて、抗ガン剤もできて、ガンの診断法もできて……といいことづくめのはずだけど、それがまだできないというのが現実です。

ウイルヒョウの時代はまだ細胞学的な実験技術もなかったので、観察からそのように想像したのだと思いますが、問題はいまだにその理論を検証しないということですね。

いまだに無限増殖性も証明されない。このあたりが、アメリカでは抗ガン剤治療が事実上行われなくなったことのきっかけになったと思います。2000年代初頭のことですね。ここで医療書や教科書も書き換えられて、ガンの定義が消滅した。

船瀬　私が指摘し続けてきたことが、バレたからです。それにしてもあまりに遅すぎます！日本はどうなんですか？

大橋　日本はあいまいです。一応、かつては定義をちゃんとしていたんだけど、これを国立がんセンターのホームページからは見ることはできないですね。なかには残ってはいるんだけど、見れないようになっている。世界的な情勢からすると、ガンの認識に関しては日本は遅れているし、一般の人が知る手段がない。

船瀬　ガンというのは、僕は確信していますが、栄養療法の神様のように言われているゲルソン博士がこう言っている。「部分病ではなく全身病だ、代謝の最悪の状態が生み出したものだ」と。これは森下敬一先生も同じことを言っていました。

万病の原因を西洋医学の医者に聞いても永遠の謎だということになってしまいますが、東洋医学のお医者さんに聞くと、ずばり「体毒」、体の毒が原因だという。すなわち、食べ間違いと心の悩み。口から入る毒と心から生じる毒——これはアドレナリンとかコルチゾールとか苦悩の毒、そうした毒が溜まることによって体は代謝異常を起こしガンになるのだ、と明快に答えます。

　森下先生によれば、ガンの役割は2つあるといいます。体毒が血液を汚すと、最後は敗血症になる。これにかかると100%死ぬんですね。だから最悪の事態を避けるために、弱い臓器を犠牲にして、血液の汚れを集めて、要するにゴミ溜め、毒溜めをつくって敗血症のリスクを防ごうとしているんですね。ガンのありがたいのは、本当は敗血症で1週間で死ぬはずだったところを、数か月、数年生かしてくれる。ガンによって血液を浄化してくれること。ガンは延命装置であり血液の浄化装置なんです。放置療法というのはそういうことなんです。

大橋　放置療法の話では、いま船瀬さんが言われたガン細胞の機能という側面から見た、ガンは「結果」であるという見方はもちろんありますよね。

船瀬　皆さんが言うように、ガンは「体質病」ですから。体質がどんどん悪くなってガンになる。これはつまり酸素欠乏です。オットー・ワールブルグは、ノーベル生理学・医学賞を受賞しました。実験動物の酸素をどんどん減らして酸欠状態にすると、100%の細胞がガン化した。

大橋　いま船瀬さんが言われている「ガン細胞」は、異常細胞のことですね。たしかにそれに近いかもしれないですが、細胞を丹念に調べていくと、ガン細胞と言われている病変については、染色体の欠損、染色体異常がものすごく多いんです。それから、細胞質もかなり正常細胞とは違う。ガンの病理検査というのは、この異常細胞をガンの細胞診で調べていると。

船瀬　異常になったのは、たとえば血流不全で細胞が酸素欠乏、栄養欠乏に至る、あるいは老廃物を外に出せないから細胞が弱体化しているということですか。

大橋　まともな細胞でないということは確かです。通常の細胞は美しい形をしていてよく増えるんですが、くたびれた細胞というのは増えないものなんです。ガンの組織を見て分裂しているように見えるのは、実は分裂途中でくたびれてしまったというものも含まれていて、本当に分裂する能力があるのかも怪しい。

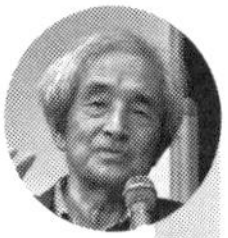

大橋眞の視点

がん細胞の正体とは？

がん細胞は「くたびれた細胞」説

がんと診断された腫瘍は、多数のがん細胞の集合体のはずです。直径が１センチ程度の細胞の塊には、少なくとも数億のがん細胞が存在していることになります。これらの細胞がどんどん増殖して増えていくのであれば、あっという間に人間の体重を上回るほどの大きさになるはずです。実際には、2倍の大きさになるまでに3か月を要すると仮定すると、各細胞が3回分裂したことになります。1か月に1回の分裂速度です。

小腸の表面を覆っている上皮細胞は、1週間ほどですべてが置き換わると考えられており、その細胞を供給する役割のある細胞分裂の速度は、3日に1回の分裂速度が想定されます。また、細菌感染などにおける生体防御に関係する白血球の一種である顆粒球も、同じような速度で細胞分裂をしていると考えられます。

このようなモデルにおいては、がん細胞の分裂速度は、正常細胞である小腸細胞や生体防御に必要な白血球の10分の1程度に過ぎません。抗がん剤の効果は細胞の分裂速度に依存するために、がん細胞に対する抗がん剤の効果は、小腸上皮や白血球の方に遥かに大きな影響を与えることになってしまいます。

がんと診断された腫瘍が、がん細胞の塊であると考えることにも無理があるわけですが、仮にこの腫瘍のすべてががん細胞であったとしても、ほとんど増殖しない程度の増殖能力しかないわけです。

実際には、がんと診断された腫瘍は、均一な細胞集団ではないはずです。ごく一部の細胞が増殖をしているはずですが、ほとんどの細胞は増殖することなく、休止状態になっていることが予測されます。これが、がん幹細胞説です。

がん幹細胞説が正しいとしても、休止状態に陥っている細胞に増殖能力があるのかという問題があります。そもそも、がんと診断された腫瘍細胞には、染色体変異が多いことが知られています。このような遺伝子変異を起こしている細胞に、増殖する能力が残されているかは、大きな疑問です。

したがって、がん細胞と言われている細胞は、増殖能力も失っており、かろうじて生きているという程度で、ほとんどまともな機能を有していないという可能性が高いのです。

通常はこのような機能が失われたような細胞は、死滅して免疫機構により取り除かれるのですが、死滅寸前のところで休止状態にあるというのが現実ではないかと考えられます。

すなわち、がん細胞というのは、その大部分が「くたびれた細胞」に過ぎないと考えられるのです。とても、他に転移するとか、体を蝕んでいくというような元気は残されていない状態です。無限に増え続ける細胞というイメージとはかけ離れています。

無限に増える細胞は、無限の命を持っているから恐ろしいというイメージになってしまいますが、「くたびれた細胞」であれば、当然ながら、もうすぐ死ぬ運命です。

このように、がん細胞が「くたびれた細胞」に過ぎないのであれば、放っておいてもがん組織が縮小することは、何の不思議もありません。「くたびれた細胞」が増えていくという現象は、人間の社会では高齢化社会のようなものかもしれません。

そうであれば、「がんと闘う」という戦闘モードに入る必要もないのです。がんと闘うことが正当化されているために、毒性の強い抗がん剤を使う治療を選択するしかないと考える人が、多くなっているのです。

もし、がん細胞の正体が「くたびれた細胞」に過ぎないのであれば、抗がん剤治療を選択する人が確実に減ると考えられます。

抗がん剤治療の延命効果のデータが出ることが期待できない現状においては、がん細胞が本当に「くたびれた細胞」に過ぎないという説を、様々な角度から検証していく必要がありそうです。

大橋眞の視点

5　これからのガン治療とは

船瀬　先ほど先生がおっしゃったウイルヒョウの細胞起源説ですね、「細胞は細胞からのみ発生する」という。僕も最初はそうかなと思っていた。けれども、千島・森下学説などはそれを否定しています。この説では、血球細胞は同化作用で体細胞に変わる。断食で飢餓状態になると、今度は体細胞が血球細胞に戻る。血球細胞は最後には分解されて、異化作用のオートファジー（細胞が自らの一部を分解する自食作用のこと）で栄養源になる。

オートファジーについては今ごろノーベル賞を獲ったけど（2016年医学・生理学賞、大隅良典氏）、森下先生たちは60年以上前にそれを証明し、理論化し、論文も書いています。けれど黙殺されている。僕は森下先生に直接言ったんですよ、「オートファジー理論って60年前に森下先生たちが唱えた『細胞可逆説』ですよね、先生がノーベル賞をもらうべきだ」と。そうしたら森下先生は「ワッハハッハ」と体をゆすって笑って、「ま、私どもに少しずつでも近づいてくださっているのはありがたいことです」とおっしゃいましたよ。

それとですね、ソマチッドとかミトコンドリアとか、細胞には様々な〝居候《いそうろう》〟が存在しますね。いろんなものが集まってきて細胞を作っている。だから「細胞は細胞からのみ生まれる」んじゃなく、もっと複雑でドラマチックな動きの中で細胞ってできているんじゃないかと最近は言われています。

大橋　非常に興味深いのですが、いろんな話が入り混じっていますので、整理していきましょう。先ほど説明された千島・森下学説というのがありますね。いま私たちが欠けていることとして、腸管の造血機能に関しては、非常に難しくて実はほとんど研究が進んでいない。しかし腸が造血系、特に免疫系に非常に重要な役割をしているのは間違いなくて、ほとんど私たちの免疫系の中心は腸である、と。

船瀬　7〜8割のリンパ球は腸で生まれている。これは、もはや常識です。

大橋　その腸で生まれるリンパ球と、脾臓あるいは腸管系ではないところのリンパ球は、まったく違うオリジンであると言われています。ですから、本当に免疫系を研究したければ、腸の免疫系を研究しなければならない。

赤血球も、おそらくはそこで再生産のかたちで、細胞の成分が再利用されている可能性はあるんです。そういうことに関して、おそらく森下先生や千島先生の時代は、顕微鏡観察で見るというのが主体で、当時の論文とか拝見すると、当時の先生はものすごく丹念に観察されているんです。顕微鏡の性能は上がっているはずなんだけど、私たちが一生懸命見ても見えない。当時の顕微鏡でよくあれが見えたなというくらい、精密な図を論文に描かれているんです。

船瀬　私は千島・森下学説をベースに、『STAP細胞の正体』（花伝社）という本で、森下先生に直接インタビューして詳しく書きました。千島先生の博士論文は千島・森下学説の骨格となったものですが、審査されず10年間棚ざらしにされていたそうです。千島先生は指導教官に、10年間「先生、僕の博士論文どうなりましたか?」とあきらめずに言い続けた。そして10年後、「あの論文が通ったら大変なことになる」と言われて土下座されたという話がありました。「論文を下ろしてくれ」と……。私は呆れ返りましたよ。10年間も棚ざらしにしておいて。……学問の世界は完全に腐っていると確信しましたね。

大橋　粘膜系の免疫の話というのは、今の最先端の技術を使っても大変難しい。なぜかというと、粘膜に紛れ込んでいるバクテリアやいろんな微生物を除外することができないんです。だから、培養して特定の細胞を増やすとか、遺伝子を研究するにしても細胞をきれいにしなきゃいけないのでその作業ができない。あと、例えばリンパ球が増えるとしても、増える実験にも培養が必要なんですが、この実験が非常にセンシティブで、そういう難しい事実をいまだに乗り越えられないいんです。

船瀬　しかし、体内で元素転換が起こっているのは明らかです。

ニワトリに菜っ葉の餌を与えて卵を産んだ、与えた餌にはカルシウムは1グラムしか含まれていない、だけど生まれた卵のカルシウムは11グラムあった。では10グラムのカルシウムはどこからきたのか――これに世界中の科学者は誰も答えられない。だけど答えは簡単ですよ、菜っ葉のカリウムがカルシウムに鶏の体内で元素転換したということです。ですが、この元素転換はありえないという大前提があるから、千島・森下学説はつぶされた。ソマチッドもそうですよ。そういう意味で、現代の学問はファッションです。

大橋　私はどちらかというと、実験的に再現できないことについてはペンディングにしておいたほうがいいという立場です。何が実験的に再現できますか、それができるにもかかわらず存在証明ができない、これが一つのポイントかなと思います。例えば元素転換にしても、技術的に非常に難しい。その現場を捉える実験は非常に難しい。そういうブラックボックスはいっぱいあるんですよ。

ガン細胞の話でいうと、ガン組織から細胞を取り出してきて増やすという技術は、ものすごく簡単なはずです。いっぱい増えて困る、という話ですからね。増えて困るというなら、取ってきて増やすのは難しくないはずですから。となると、本当にこれは無限に増える細胞ですか、という話になるんですよ。しかも「増えるような顔つきをしていない」とか、「悪そうな顔をしているからこれが病気の元になる」とか本当に言えるんですか、と。

船瀬　人間もそうですよね。結局は、ガンの判定は病理医がその日の〝気分〟で決めています。もはやこれは、科学でなく喜劇だ。

大橋　病原体、つまり病気の元になりますかということについていえば、細胞がどんどん増えないと悪さはできないじゃないですか、そもそも。悪そうな顔していても、くたびれてすぐ死んでしまう、こんなものが果たして、人を死に至らしめるような病原性を発揮できますか、と。

船瀬　僕は、現代医学は根本から組み立てなおさないといけないと思う。それは現代科学も同じ。現代科学というのは分析科学ですね。要するに分析して一つの栄養源の特定だったら、夾雑物を取り除いてどんどん純粋化していって「これだ！」と。

大橋　要素還元論ですね。

船瀬　そこには、「総合的に働く」という観点がない。一方で漢方なんかだと、一つの成分が効くのではない。全体、トータルで効くと考える。人間の体も全体としてとらえなければならないのに、部分的にとらえて「これがガンだ」と。そういう意味では、「全身病である」と喝破する東洋医学のほうが、ガンを正確に捉えていると思いますよ。

大橋　今の科学の各分野は、物事をきれいに単純化して一つの要素に落とし込む、要素還元論というギリシャ哲学の理論ですが、そういう遺伝子のレベルで調べれば人間のすべてがわかるという極論です。医学部の先生のなかでも遺伝子の研究をしている人は大変多いのですが、じゃあ遺伝子の研究が患者さんの治療にどれくらい役に立つかというと、実は未知数だし、実際に難しいと思うんです。

要素に小さくして遺伝子にもっていけば世の中の問題が解決するのか、と。実は全然その逆の方向になるんじゃないですか、というお話ですね。

船瀬 一つのパーツに注目することで他のパーツを捨ててしまっていますよね。まさに「木を見て森を見ず」。

大橋 そうしたいろんなパーツの相互作用というんですが、これを要素還元という一つの要素に落とし込んだ場合、どんどん捨てることになる。

船瀬 異物とか夾雑物とか不純物とか言ってね。

大橋 これが大事だというもの――それも怪しいのですが――に突き進んで、あとは全部捨ててしまう。そうすると、本当に大事な人間の体の複雑な仕組みは解明できないんです。

船瀬 （木ではなく）葉っぱを見て森を見ていない。だから根本的な過ちを犯すんです。

大橋 私が思うのは、ガンという病気で年間30万人が亡くなっている。ではこの30万人は、本当にガンで亡くなったのか、検証が必要ではないかと思うんです。因果関係を調べなきゃいけないのですが、一度そう診断されたらガンで亡くなったことになってしまう今の医療制度の中では大変に難しい。そうではなく、主治医がきちんと調べて、感染症で亡くなったのであればガンではなく感染症で亡くなったときちんと記録する。この状況を改善するためには、本当の死因は何なのか、第三者による検証を行うシステムを作らないと、いつまでも変わらないいんじゃないかと思いますね。

もし、ガンで亡くなったとされる人の本当の死因を科学的に検証していったら、ガン死者はガクンと減るんじゃないかと。

船瀬　80％は減りますよ、8割がガン治療、つまり医療過誤で殺されているんだから。しかし、そうなると医者は儲からない。食っていけない。失業する。それをいちばん恐れている。患者の命なんかどうでもいい。

大橋　そうなれば、ガンは必ず死に至る病であるという先入観から、皆さんが解き放たれるんじゃないでしょうか。これはコロナとも同じで、コロナが恐ろしいウイルスであるという先入観があるから、皆さんワクチンを受けられることになる。そこからさらにワクチンの問題が起こってくるのですが、今度はＮＨＫがワクチンの問題をコロナの問題とすり替えて報道すると。

船瀬　テレビも新聞も、真実は何も伝えないということに目覚めなければいけません。

さて、ではどうやってガンと向き合うべきかという話ですが、私は、ガンを治すには「断食」がベストだと思います。なぜそう断言するかと言うと、Ｋさんという37歳の女性の例を知っているからです。この方はある時、お腹に直径10センチほどのコブが出来た。最初はヘルニアだと思っていたそうなんですが、東大病院に行ったら東大医学部准教授の医師が「これは悪性のガン、デスモイド腫瘍です」と診断した。医師はすぐに手術と抗ガン剤治療を勧めたのですが、このKさん、その直前に私の「抗ガン剤で殺される」という動画を見ていたんですね。それで即座に「お断りします！」と言った。当然医師は戸惑いますよね。

「ではどうするんですか」

「自分で治します」

「治すって、どうやって？」

「断食で治します！」

そうしたら医師は「餓死しますよ！」と叫んだそうなんです。

とにかくそうやって彼女は「失礼します！」と病室を出て、本格的にファスティングを始めました。きちんとインストラクターについてもらって、合計22日間のファスティングをやり遂げたんですが、体重は5・7キロ減っただけ。

そして半年後、MRIを撮ってみたら、なんと完全に腫瘍は消えていたんです。

森下先生の血液浄化説に従えば、ガンは毒の塊ですから、真っ先にその溜まった毒を排除するべきとなる。雑誌『TIME』もトップ記事でこう掲載しています。「断食はガンと戦う最善の方法である」。

もう一つ、ロシアにゴリアチンスク病院というのがある。そこは7日間のインターバルで断食をやるというファスティング療法に徹している。10年間で約1万5000人の患者を治療し、1万人を完治、5000人を改善させたといいます。

大橋 だいたいですね、病気になるというのは体の中に毒素が溜まると。だから本当はこれを「出す」ということが、病気を治すことです。今の病院の薬による対症療法では、これは難しいですね。

船瀬 体毒で病気になっているのに、そこに薬毒を入れるんだから、毒は2倍になる。治るわけがない。小学生でもわかることです。

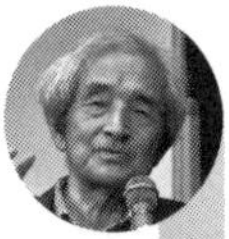

大橋眞の視点

自然の摂理と医療

毒を入れる医療が常識になっている理由

病気になったら薬を飲むことが常識とされる時代になっています。しかし、よく考えてみると、これはおかしな話です。薬は体にとって異物であり、程度の差はあっても有毒性があるものです。有毒性のあるものを体に入れることは、決して体に良いことではありません。

事実として、農薬を使った野菜よりも、無農薬で育てた野菜を好む人が増えてきています。また、スーパーの食品売り場において、食品添加物の項目や生鮮食品の消費期限を、注意深く観察する人を数多く見かけます。これらの消費者行動は、できるだけ有毒性のあるものを避けるべきであるという意識が働いた結果であるはずです。

有毒なものを避けるという行動は自然の摂理に従った行動ですが、医療の問題は自然の摂理と合わないことが多いのです。

病気になった状態においては、健康な時よりも、有毒性のあるものを避ける必要があるはずです。有毒性のあるものを摂取した結果、病気になった可能性も高いのです。従って、病気になったら、体内の有毒なものを排出することを心がける必要があります。実際には多くの人が、病気になったら有毒な薬を体内に入れることを選択しているのです。

これは、一種の条件反射であり、刷り込みです。

病気になるという現象と、薬を飲むという行為について、「病気になったら薬を飲むもの」として、条件反射として行動が起こるように刷り込みが完成しているのです。このような習慣は、明治以降に西洋医学が導入されてから、学校教育や社会教育、マスコミなどによって、社会通念として定着化が図られたようです。

いままでは、病院に行ったら様々な検査を受けるものというのが常識化しました。そしてがんの診断においても、様々な検査が行われています。がんの確定診断として最も信頼できるとされているのが、細胞診です。この細胞診の信頼性は、見本となっているがん細胞の信ぴょう性という本質的な問題を抱えています。それ以外の検査は、信頼性という観点からは、細胞診よりも問題があるということになります。

本書の1部で述べた、新型コロナの根拠のない検査や、有害な遺伝子ワクチン接種が一般化してしまったことも同じです。

つまり、間違った物差しが、本物の物差しとして使われているのです。これまで大規模で行ってきた診断、予防のツールが、今更間違っていたとは言えないような社会環境が作られつつあるのです。間違った物差しが標準の物差しとして使われる社会になると、これを元の姿に戻すのは極めて難しくなってしまいます。

薬やワクチン、検査などに依存しすぎると、自然の摂理に従うしかないという自然の法則が、社会通念から失われてしまいかねません。

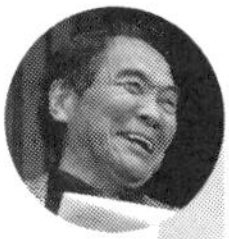

船瀬俊介の視点

「菜食療法」で医療費は8割減らせる

動物食は早死にする。菜食で医療費は8割減らせる

●ヒトは、ほんらい菜食動物

ウイルヒョウの悪魔理論で〝洗脳〟された医者たちは、栄養にまったく無知だ。

栄養学を、まったく学んでいないからだ。

これを、医聖ヒポクラテスの教訓と比べてみよう。

「汝の食を薬とせよ」「食で治せぬ病は医者もこれを治せない」

つまり、医聖は「食事の改善こそが最良の医療である」と喝破しているのだ。

その教えを実践しているのが、米コーネル大学（栄養学）、コリン・キャンベル博士だ。

博士はアメリカと中国との栄養・健康の比較調査を著書『チャイナ・スタディ』にまとめている。博士は、断言する。

「菜食療法ほど、効果のある治療法を他に知らない。菜食療法で医療費は80％削減できる」

その理由はかんたんだ。

「人間は、もともと菜食動物だ。歯並び、唾液pH、消化器の長さなどで立証されている」

●医療費80％は食べ間違いから

「菜食シフトで医療費は80％減る」ということは、「動物食は医療費を減らせない」ということになる。

つまり、高額医療費の原因の80％は、「食べまちがい」にあった。

それを正しい菜食にシフトするだけで、医療費80％削減もあたりまえだ。

人間は地球上で、もっとも病気をする動物といわれる。

野生動物たちは、本能にしたがい「食べていい」ものしか食べない。「食べて悪いもの」をぜったい口にしない。だから、彼らは病気と無縁で生きている。

人間は、食べるべき物を食べず、食べてはいけない物を大食いする。

病気になるのも、あたりまえだ。

生理的に自然な生き方をすれば、人間の寿命は120歳と言われる。

日々の食べまちがいで、天から与えられた寿命を縮めているのだ。

●ハム、ソーセージは最凶発ガン性

以下――。食べまちがいの例をあげる。

①加工肉は最悪発ガン性：2015年、WHO（世界保健機関）は衝撃勧告を行った。「ハム、ソーセージ、ベーコンなどの加工肉は、アスベストと同じ最悪発ガン性がある（五段階評価で最悪）」。アスベスト（石綿）は建築資材だが、吸い込むと肺ガンを引き起こす。現在、世界で製造・販売・流通・使用が禁止されている。これにならえば、同じ発ガン性だから、ハム、ベーコンなども製造・販売・流通・食用が禁止されるべきだ。

さらに、WHO勧告の衝撃はつづく。「牛肉、豚肉、鶏肉など赤肉も、上から二番目の発ガン性がある」（同勧告）

②肉食で大腸ガン死5倍：アメリカに移住した日系三世の大腸ガン死は、母国、日本の5倍にたっしていた。これは、菜食中心の和食から、肉食中心のアメリカ食に変わったため。ちなみに、白人の大腸ガン死も日本人の5倍だった。動物食、肉食がいかに危険かの決定的データだ。

③肉食者の心臓マヒ8倍：米カリフォルニア州で、ヴィーガン（完全菜食者）と普通のアメリカ人を比較すると、ウイーガンの心臓病死は8分の1だった。これは、肉食者が8倍心臓病で死ぬことを立証している。

④肉食で糖尿病死3・8倍：週に6回以上肉を食べる人の糖尿病死は、食べないひとの3・8倍。糖尿病の死因も動物食が大きな引き金となる。

⑤揚げ物で早死に：フライドチキンを1日1ピース食べるだけで、寿命は13％縮む。平均で10年早死にする。魚、貝などの揚げ物も、寿命は7％減る。揚げ物は高温で発ガン物質アクリル

アミド（ＡＡ）が生成されるからだ。

⑥牛乳のワナ：牛乳には35もの〝毒性〟がある。最悪の発ガン飲料だ（参照拙著『牛乳のワナ』ビジネス社）。

⑦アテローム血栓症：動物食や砂糖で血管にアブラ汚れが沈着。脳梗塞、心筋梗塞などで人類の25％が死んでいる。つまり、20億人が動物食、砂糖で〝殺されて〟いる。

●ヴィーガン10年で10倍！

近年、世界中でウイーガンが、10年で10倍の勢いで増えている。とくに、20～30代の若者たちのあいだで爆発的に増えているのだ。その理由は、①～⑦をみれば一目瞭然だ。

菜食シフトは8割医療費を節約できる。つまり菜食は、身体にもサイフにもやさしいのだ。

さらに、断食（ファスティング）を取り入れれば、医療費をほぼ１００％節約できるのは、まちがいない。

「断食は万病を治す妙法である」（ヨガの奥義）

野生動物たちは、病むことも悩むこともなく、優美に躍動的に生きている。彼らは、大自然の摂理に従って生きているからだ。それはまさに、宇宙が与えてくれた叡智《えいち》すなわち神の恩寵《おんちょう》なのである。

III

今こそ医療の転換期

1　輸血は本当に有用なのか

大橋　輸血のことについて、船瀬さん本を出されていますよね。

船瀬　『血液の闇』（内海聡との共著、三五館）ですね。

大橋　あの本の中で、日赤（日本赤十字社）という組織の歴史的背景について触れられています。あの組織は戦争と関係しているんじゃないかと私は思っているのですが、船瀬さんはどうお考えですか？

船瀬　あそこは特殊な法人ですよね、日本赤十字社法という特別な法律に基づいて設立されている。僕は結局のところ、世界を支配するため闇勢力が血液ビジネスを取り仕切って、世界中のロイヤルファミリーにその特権を与えている。そこに目的があると思っています。

大橋　輸血というものがかなり上手くいくようになったのは、ラントシュタイナーが血液型を発見した、ちょうど第一次世界大戦のあたりですね。その前にロックフェラー財団が研究所を設立し、その後にスペイン風邪の世界的流行があり……という流れの中で輸血が行われるようになった。そこを考えると、輸血というのは戦争とかなり関係するんじゃないかなと。

船瀬　いわゆる戦場医学ですよね、救急救命の確立という。それは薬物療法も同じ。あくまで緊急医療なんだ。

大橋　そう。そこで看護師さんの象徴としてのナイチンゲールが登場し、輸血と結びつく。それは今の西洋医療の、ある意味シンボル的な存在でもあると。この中で、輸血が医療にとって良いものであるという風に、印象付けられているわけですよね。

ただ、実際に輸血が人間の体にとって良いか悪いかということに関して、実験ですとかデータを取って検証することが、私は行われてきたようには思っていないんですね。

船瀬　特に輸血後ＧＶＨＤ（Graft-Versus-Host Disease：移植片対宿主病。血用血液中に含まれる供血者のリンパ球が排除されず、むしろ患者の組織適合抗原を認識し、急速に増殖して、患者の体組織を攻撃、傷害することによって起きる病態）。あれは発症すると、ほぼ１００％の致死率です。輸血の最大副作用がこれです。

しかし、徹底的に隠ぺいされてきた。まさに、輸血の最大の闇です。

大橋　そう。ＧＶＨＤの問題はかなり以前からわかっていたはずですが……。

船瀬　昭和天皇もＧＶＨＤで亡くなったと言われています。天皇の主治医ですら知らなかった。もし知ってやっていたら、〝天皇暗殺事件〟ですよ。

大橋　昭和天皇が亡くなってかなり経ってから、日赤はやっと、放射線を照射するというかたちで輸血前の血液を処理するようになりました。それによりＧＶＨＤ自体は減ったと思うのですが、致死量のおよそ10倍の放射線を照射していますから、輸血された血液がまともに働くとは考えにくいし、むしろ放射線照射された血液を入れることによって、ホストの細胞が異物として入れられた血液を攻撃するＧＶＨＤの反対が起こるんですね。余計な体の負担になることは間違いない。

船瀬　いわゆる抗原抗体反応ですよね。それと大きいのは、輸血された患者がなんとか折り合いをつけるために免疫力を下げるでしょ、そうするとガンが増える。４・６倍という数字も出ています。明らかに、輸血をした人は免疫力が下がることによって発ガン率が極端に高くなる。

大橋　輸血に使われる血液も、ガンの手術とか出血とか、ガン関係で使われる量が多いんです。

船瀬　お医者さんもね、輸血信仰という洗脳状態にある。

私はやはり、１９００年にルネ・カントンが行った、いわゆる「カントンの犬」の実験で確信しましたね。犬の血液を海水に入れ替えていくというあの実験は、千島・森下学説を先駆的に裏付けるもので、体細胞が血球細胞に戻ることを証明しています。現代医学は絶対に体細胞が血球細胞に戻ることを認めないじゃないですか。そういいながら、オートファジーは明らかにそういった現象ですから。

大橋　とにかく、輸血については問題点をしっかりと検証することが行われていないのではないかと思うんです。

船瀬　本にも書きましたが、アメリカ・ニュージャージー州のイングルウッド病院では10年くらいの期間と巨額の予算を投じた無輸血治療の実験が行われて、成功しています。それを受け、一般には広がっていませんが、ペンタゴンではすべて無輸血治療が行われているはずです。

このように、アメリカ医学界もダブルスタンダードがある。

大橋　実際には、輸血をしなくても輸液をすれば十分に代償できると。失血すると、体内では急激に血液を作る仕組みが働くんですね。

船瀬　肝臓もそうでしょう。あらゆる体細胞が異化反応を起こして、血球細胞に戻っていく。そうすると、あっという間に血液で満たされるようになる。だから、「細胞可逆説」が正しいことは立証されている。

大橋　失血しても、肝臓には大量の血液が残っているんですよ。だから大量出血してもゼロになるわけではない。そこで輸液をすれば血液を急激に作り始めるわけで、輸血の本当の必要性についてはもっと検証が必要ですね。

例えばカントンの犬の実験では、薄めた海水をイヌの体内に入れていますね。これ、海水というのが重要で、海水というのは長い時間をかけて作られたある意味特殊な水であると。海水から生命は発生したと言われていますが、海水に合うように我々の体は作られているんですね。海水だから血液を失った時に何を輸液するのかといった時、単なるミネラルの問題ではなく、海水がふさわしい。まぁ、単なる生理食塩水でも血液よりはずっとマシなんじゃないかと思います。

船瀬　輸血は臓器移植です。だから聖書にも書かれている。

「獣の血を入れてはいけない」「他人の血を入れてはいけない」

やっぱりこれは、経験的に免疫反応の恐ろしさを指摘しているんじゃないかと思います。

大橋　かつて「エホバの証人」の信者が、息子さんの輸血を拒否して息子さんが亡くなったという事件がありましたね。私はこの事件のことを学生にビデオで見せて、感想を書かせたんです。すると多くの学生が「なんてひどいことをする家族がいるもんだ」という反応なんですね。その後、ＧＶＨＤとか輸血の問題に関するビデオをまた見せて感想を書かせたところ、「（最初に見せられた）エホバの証人のビデオは、偏向報道に基づいて制作されたものということがわかった」という反応があったんですよ。
船瀬　ほう、すごい授業をなさったんですね。他の大学の医学部では絶対やらないだろうな。
大橋　西洋医学で行っていることは正しいんだという前提でなく、２つの面から見せて学生自身に考えてもらう。こういうことが、非常に重要ではないかと思っています。

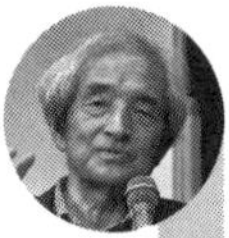

大橋眞の視点

輸血医療の聖域化

輸血は本当に必要なのか

病気になったら検査を受けて、薬を飲むことが常識化しているように、多量に出血したら輸血が必要ということが常識化しています。「エホバの証人」の輸血拒否問題が社会問題として大きくクローズアップされた背景には、「大量失血時においては、輸血が不可欠である」として、輸血という行為を正当化するねらいがあったようです。

実際、大量に出血した場合に死に至ることがあることは事実ですが、適切な輸液をすることにより、失血死を免れることができることはよく知られています。問題は、他人の血液を輸血することが、輸液の手段として適切なものであるのかどうかという点です。

他人の血液は異物であり、これを体内に入れることにより、不自然な免疫応答を引き起こすことが避けられません。いわゆる拒絶反応です。輸血は、最も多く行われている臓器移植の一種と考えることも出来るわけです。

最近は、放射線処理が行われた血液を使うために、輸血の血液中に含まれる白血球が宿主を攻撃するという移植片対宿主反応（ＧＶＨ）は起こりにくくなりました。また、可能な限り輸血に使う血液中の白血球も除かれているので、ＧＶＨとは反対の宿主対移植片反応（ＨＶＧ）も起こりにくくなっています。しかし、白血球を完全に取り除くことは不可能なので、異常な免疫応答が起こることは、ある程度は避けることが出来ません。

大量出血時において最も大きな問題は、循環血液量の確保です。失われた血漿の代わりとしての代替血漿が開発されていますが、十分な研究が進められている状況ではありません。代替血漿では、酸素を運搬する赤血球の働きをすることが出来ないという問題があります。

それでは、一体どのくらいの赤血球数が確保されていれば良いのかが明らかにされる必要があるはずです。実際には、大量に失血した場合でも、肝臓や脾臓、骨髄などに赤血球がかなり大量に残存しており、赤血球を含まない輸液によって循環血液量が確保されることにより、これらの残存している赤血球が酸素運搬の機能を担うことになります。もし酸素の量が足りないということであれば、酸素濃度を上げるという方法もあり得ます。代替血漿の組成を見直すことにより、循環血液量の確保と酸素供給量の確保の両立は可能であると考えられます。

少なくとも、異常な免疫応答を避けることができるという点からは、代替血漿が有利であることは、間違いありません。循環血液量が確保されるという条件下においては、かなりの量の失血時においても、輸血は必須ではないはずです。

問題は、その臨界点に関する研究が乏しいことです。これに関する研究が行われるためには、その研究を推進する社会環境が必要です。

輸血が本当に必要かどうかについては、比較対照実験が不可欠です。このようなレベルの問題であれば、動物実験レベルでは、極めて容易な実験系です。したがって、実証実験が数多く存在しても良いのですが、実際には限られています。その原因としては、このような実験はあまり社会的に評価されないという問題があるようです。輸血が必ずしも必要でないとすると、献血事業の必要性が問われることになりかねません。現代医療のシンボル的な存在とも言える輸血医療の意義を問い直すことは、現代医療の意義を問い直すことにも繋がりかねません。

野戦病院における救急医療として始まった輸血医療は、これまで西洋医療のシンボル的な役割を担ってきた面があります。そのために、聖域化してしまっていることが問題なのです。

2 細胞分化は未知の領域

大橋 血液細胞がどこから作られるのかということに関しては、研究されている部分もあるけども、まだ研究されていない部分もあります。

船瀬 千島・森下学説は60年前から、血液は骨髄ではなく小腸絨毛で作られると主張しています。その現象も発見し、論文にも書いています。

大橋 この問題はね、骨髄は無菌的に取り出しやすいので実験的に使いやすい材料なのですが、腸の方は無菌的に取り出しにくいんです。なので腸においての造血というのはあまり研究が進んでいない。

船瀬 腸造血というのは食べたものから血が出来ているという理論です。それに対し骨髄造血というのは、骨髄細胞が赤血球に戻っている異化作用をとらえて「血液は骨髄でできている」と勘違いして言っているにすぎません。あらゆる体細胞は血に戻るわけです、女性の生理がまさにそうでしょう。

大橋　そのあたりは今の医学では認めていないところでして……。ただ、腸で起きる造血と骨髄で起こる造血を比較して見た場合、腸で起きる造血の方が、はるかに進化学的に、すべての生物に共通するんです。骨髄での造血は脊椎動物が誕生してからですから、造血系の基本は腸であるはずです。骨髄における造血というのは医学的にも証明されているのですが、割合という問題がある。腸における造血系と骨髄における造血系は性格が違っていて、量的にもおそらく、腸における造血はかなりのものがあるだろうと言われています。

船瀬　もう最近は、免疫細胞、つまりリンパ球は腸が生み出しているという流れになってきましたよね。しかし、医学界は遅れに遅れているね……。

大橋　腸におけるリンパ系が作られる仕組みと、骨髄におけるリンパ系が作られる仕組みというのはまったく系統が違うということが言われています。このあたりは骨髄と腸を並べて実験してみればわかるのですが、申し上げたように腸を無菌的に取り出すことができないという技術的な問題がある。

船瀬　森下先生、千島先生は60年前にこれを論文化しているわけですが、既成医学界から完全否定されています。千島・森下学説と言っただけで顔色が変わり、誰も聞く耳を持たないんですよ。まるで中世の魔女狩りです。あるいは異端審問。完全なる狂気そのもので、科学では絶対ありえない。

大橋　そのあたりの背景として、かつては観察が重視される時代だった――まぁ、それしかなかったという面もあるのですが——というのがあって、昔の人は非常によく観察をしていましたね。

船瀬　若い頃の研修医だった森下先生なんか24時間顕微鏡を覗いていましたね。当時は、大学研究室にテントを持ち込んで、泊りがけで研究に没頭していた。今どきの医学生にそんなガッツがあるか！

大橋　そのようにかつては観察中心の医学研究の歴史があったわけですが、今は実験的に再現できるかどうかが重視される医学に変わってきました。そうなると、実験系に移せる領域であれば医学は発達したのですが、実験系が上手くいかない領域というのもたくさんあるんですね。

船瀬　シャーレの中でこうなりましたということが、体内で再現できるなんて考えられないじゃないですか、環境がまったく違うのに。

大橋　もちろん環境は大きく違うんだけれども、シャーレの中で起こったことがどこまで再現されるのかを科学的に裏付けなければならない。実験的にバイアスを掛けると言うのですが、それが自然でも起こっているだろうという、まぁそこは想像になるわけですが、そこを証明して、*in vitro*（試験管内）で起こっていることは*in vivo*（体内）でも起こっていると言えるかどうかが問われます。ただね、これが証明されたからといってすべてがそうだとは言えないし、実験的にできることは自然界のごく一部であるということもあります。

船瀬　森下先生がおっしゃっていたのは、例えばオタマジャクシは、まだ脊椎骨が十分に発達していないのになぜ血液があるのか？　それは腸で作っているからですよと。子どもでもわかります。

大橋　それは人間でもそうで、胎児でまだ骨髄で十分に血液が作られていないうちは、腸ではないんですが肝臓が造血の中心とされているんですね。

船瀬　肝臓が！　それも結局、体細胞が血液に戻っているということになる。この体細胞の可逆性というものをなぜ認めないのか？　不思議だ、理解できない。致命的にバカだ……。

大橋　一般的には、細胞というものはすごくコントロールが必要なもので、それが戻ったりしてしまうとコントロールが難しくなるという問題があるんですね。だから幹細胞があって、それが分化していくんだという一方通行の考え方が今は主流です。ただそれが絶対に正しいかと言えば、まだ疑問の余地はあると思います。

船瀬　率直な意見として、千島・森下学説を検証すればいいじゃないかと思うんです。

大橋　それはさっき言った技術的な問題が解決すれば、腸の造血系の重要性に気付いている方は少なくないはずです。ただ、一般的に認識されるまでにはなっていないですね。

船瀬　はやくいえば医学界の魔女狩りです。既得権を守るためです。それ以外の理由は、まったくあり得ない。森下先生は私、学生時代から著書を読んでいて師匠だと思っていました。非常にシンプルで明快な理論は、やはり生命の原点だといつも思いますね。

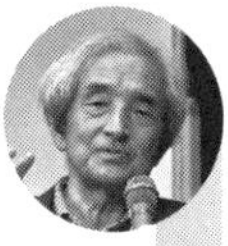

大橋眞の視点

血液はどこで作られているのか

免疫機構はいまだ謎だらけ

赤血球や白血球などの血液の細胞は、骨髄で作られるとされています。しかし、胎児の時には、肝臓が骨髄の代わりに血液の細胞を作っています。また、脾臓も、血液の細胞を作る場として一定の役割を果たしています。このように、血液の細胞がどのようにして作られて、どのようにして一定レベルの細胞数に調整されているのかについては、未知の部分が多いのです。

白血球の中でも、リンパ球は免疫学的な記憶をする役割があることが知られています。免疫学の進歩に伴って、リンパ球がどのようにして作られていくのかについて、多くの研究がされてきました。それにもかかわらず、免疫調節の仕組みがどのくらいわかったかというと、ほとんどわかっていないというレベルです。

膠原病、多発性硬化症、重症筋無力症、I型糖尿病など、有効な治療法がないとされている難病において、その発症に免疫系の異常が関わっていることが知られています。これらの難病において、免疫調節の仕組みが分かれは、有効な治療法が開発できるはずです。

免疫調節に重要な役割を果たしているリンパ球の多くは、腸で作られると考えられています。

しかしながら、腸で作られるリンパ球が、免疫系の中でどのような役割があるのかは、ほとんどが未知の領域です。

この原因として、腸が実験材料として使いにくいという問題があります。リンパ系の組織である胸腺、脾臓、リンパ節などは、実験動物から無菌的に取り出すことが可能なために、細胞培養の技術を利用した機能実験を容易に行うことが出来ます。これに対して腸の細胞は、無菌的に分離することが不可能です。そのために、細胞培養技術を使った機能実験が出来ないのです。リンパ系の機能を調べることは、免疫調節の仕組みを解明する上で欠かすことが出来ません。そのために、免疫調節の仕組みを調べる研究の大部分は、胸腺や脾臓など腸以外の組織を使って行われています。

実際には、体内のリンパ球の多くが腸などの粘膜系で作られると考えられているにもかかわらず、腸のリンパ球の機能に関する研究は、ほとんど行われていないというのが現状です。現在の基礎医学研究の対象は、非常に偏っているのです。

細胞培養技術が発達する以前は、光学顕微鏡を使った形態観察が研究の中心でした。その頃には、形態観察によって機能を推定することが行われており、腸が造血組織として重要な役割があるということが明らかにされたのです。

しかし、形態観察だけでは、本当の機能がわからない部分もあります。また、細胞の培養においても、様々な制約があります。遺伝子の側から細胞の機能を調べる方法もありますが、これも偏った情報を得ることしか出来ないという問題があります。

結局のところ、すべてを満たすような研究方法は存在しないのです。それぞれの研究方法には一長一短があり、どの方法を使えば完全に答えが出るというものは存在しません。したがって、細胞分化の問題については未知の部分が多く、とりあえずこれまでの研究の範囲内で、なるべく一般に受け入れられるような説明をするしかないのです。他の考え方を排除するほどの十分な証拠も存在しないのが現実ではないでしょうか。

消化管や気道粘膜おける粘膜系の免疫機構の研究は、実験的手法の限界から実証研究の数が極めて少ないのが現状です。免疫系において、最も重要な器官・組織における仕組みが、未解明な状態で残されているわけです。このように実験的な手法が取りにくい領域の研究には、やや古典的な形態学的な観察を重視したものを継承して発展させていくことが、今後の課題ではないでしょうか。その過程において、千島・森下学説の再認識も、一つの課題になる可能性はあると思います。

大橋眞の視点

3　コロナが明らかにした医療の限界

船瀬　なぜ、西洋医学の常識から外れる理論が潰されてしまうのか？　やはり利権が生まれているからです。だって日本の医療費は50兆円ですよ、戦争と医療犯罪がなくなればどれだけ世の中が変わるか、命が救われるか。「9割の医療が地上から消えたら、人類はまちがいなく健康になれる」とメンデルソン医師は断言しています。つまり、45兆円の医療費は不要なのです。

大橋　ひょっとしてですが、医療が戦争の口実になっているんじゃないか。つまり、医療のために戦争があるというか、そんな気がしないでもないですね。

船瀬　そういう側面はあると思いますよ。戦争自体が、悪魔勢力にとって壮大な利権なのです。つまりは金儲け。今のウクライナもそう、ディープステートの戦争屋が荒稼ぎしている。それで利用されたのがナイチンゲールでしょ。マッチポンプですよね。赤十字もそうですよね。

大橋　赤十字はまさにそのシンボルですよね。

船瀬　その教育過程において、医者はヒポクラテスの誓いをやり、看護師はナイチンゲールの誓いを唱えるでしょ。だけどどちらも、単なる洗脳セレモニーですよ。だってヒポクラテスの言ってることなんて何も勉強していない。僕はヒポクラテスも読みましたが、医者のやってるのは真逆のことです。

大橋　まぁ、シンボルとして利用しているということじゃないですか。確かに私のいた大学にも、ヒポクラテスの胸像がありました。でもその教えの中身については、あまり皆さんご存知でなかったかもしれません。

船瀬　ヒポクラテスの言ってることはシンプルで、正しい食事と正しい休息、これさえあれば何もいらないと最後言っていますね。野生の動物もそうです。だけど本当にそうなったら、医者がいる意味なくなっちゃいますからね。

僕の師匠の森下敬一先生が言ってることは面白かったですよ。「森下先生、現代医学においては、南山堂の医学事典を読んでも自然治癒力という項目がないんです。治癒という項目もないんですよ。現代医学というのは自然治癒というのを全然教えないのはなぜですか?」と訊いたわけです。そしたら森下先生は、「わっはっは」と笑って、「船瀬さんいいかね、放っておいても治るなんてことを患者に教えてごらんよ、薬屋も医者もおまんまの食い上げだ」。だからそんなもんですね、利権があるために自然治癒が教えられていない。

知恵を教えてあげればいいんですよ。「こうすれば病気が治るよ」「こうすれば病気にならないよ」というライフスタイルの知恵を教えればいいのに。

大橋　本当の医療はそこなんですよ。だけどそういう意味では病院はまったく機能していない。そこが問題です。

船瀬　「病気」は勉強するんだけど、「健康」を勉強していない。「健康とは何か?」と聞かれたら、医者は答えられない。

大橋　いわゆる〝3分間診療〟で何ができるかという世界なので、マニュアルのようになっていって……。

船瀬　近代から現代まで約200年間、医学はウソとペテンで成り立ってきた。しかし、〝医学の神様〟のウイルヒョウだって、正体は悪魔の使いだった。その正体も次々にバレている。医学は終わって大崩壊しつつある。先生、病院経営も、どこも相当危ないみたいじゃないですか。僕は自壊していくと思っていますよ、内部崩壊していく……。

大橋　ひとつの医療の在り方の転換期、時代の転換期が来ているなとは思いますね。ワクチンの問題点がこれほど明らかになったことはなかったと思います。

船瀬　僕はね、これからお医者さんたち大変だろうと思うね。今までは気楽なもんですよ、悪いところを「悪いぞ」って言っていれば済んだんだから。

大橋　やっぱり学生さんがかわいそうですよね。

船瀬　死に物狂いで勉強して、高いお金払って医学部に入ったわけですからね。それが何だったんだってことになる。はっきり言えば「あなたたちは病気を治す方法は習ってない、人を生かす方法じゃなくて死なせる方法を習ってるんだよ」と。

大橋　学生だけでなくて、かなり年配の方もそういうことに気付いているみたいです。

船瀬　いま、医者の自殺とうつ病が多いんですよ。アルコール依存症もそうだ。これは世界的な傾向です。

大橋　私の知り合いの先生も、大学に遊びに来られて話していると、突如泣き出して、涙が止まらなくなるんですよ。自分でしゃべってて何か思いがあったと思うんだけど、そういうことになる……。

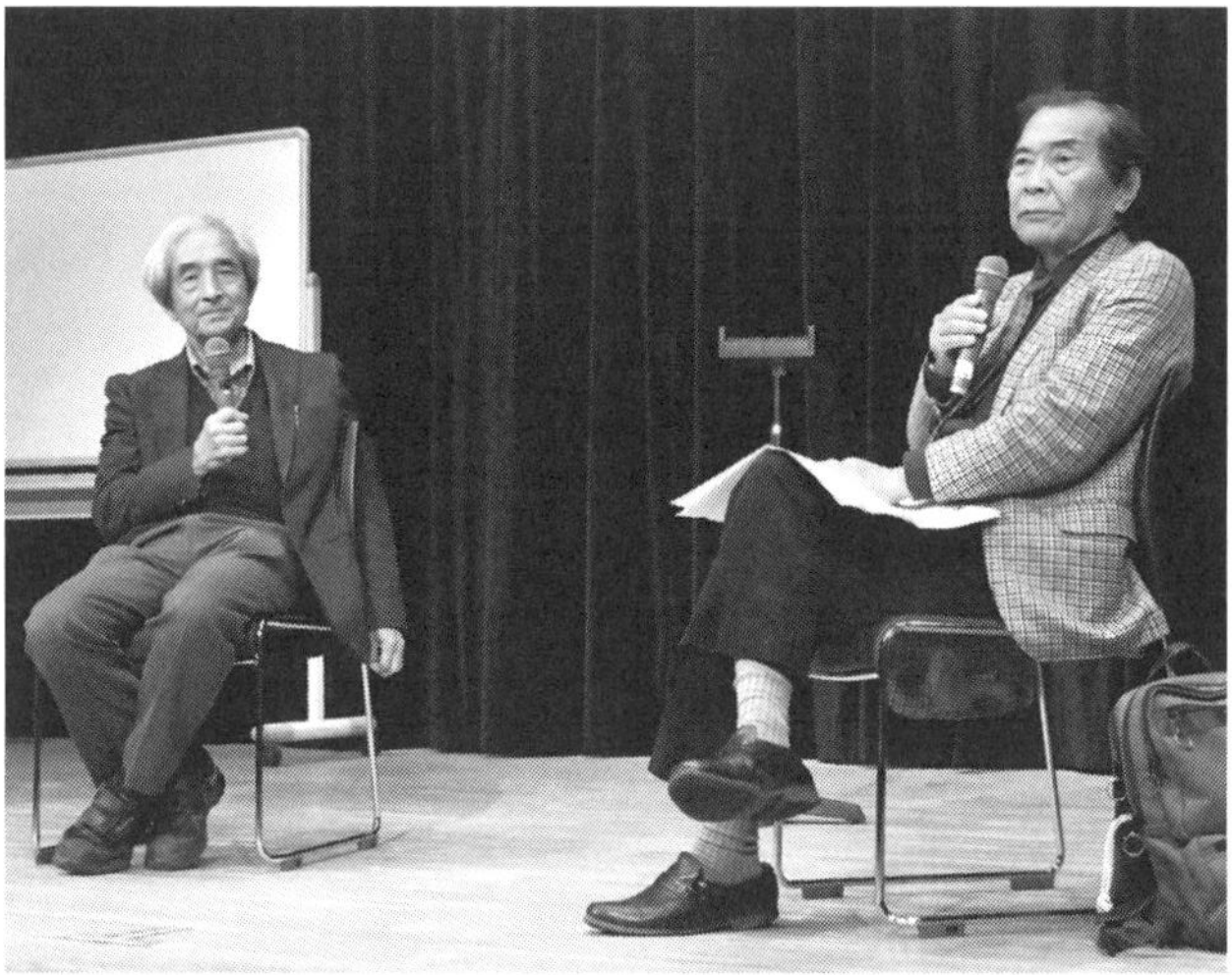

船瀬　知人のT先生もしゃべってると今でも泣くんですよ。抗ガン剤で死なせてしまった青年が……と。はっきり言って僕は、医者と記者にはならなくてよかったと思ってます。

大橋　どちらも社会正義の象徴みたいな職業ですね。

船瀬　ところがじっさいはちがった。悪魔に支配されていた。共同通信の先輩記者なんかも話していると、「腐ってます」と言って目の前でわーっと号泣した。痛ましい。

大橋　政治家もそうなんじゃないですか。世の中の正義の象徴みたいな職業が腐っている。そうなると、誰が、という話になってきますね。

船瀬　だから市民ですよ。一番わかっているし、一番動ける。医者も新聞記者も政治家も業を背負っているから動けないですよ。全員、本当のこと言えないんだから。

大橋　行政もそうですよね。官僚、警察、裁判所もそう。

船瀬　エスタブリッシュメント（既成体制）は全部そう。動いたら組織から追い出されるわけですからね。僕はずっと原っぱで自由に生きてきたから楽です。本当に幸せですよ。

大橋　今は大学の先生も何も言えない、そういう状況です。

船瀬　医者と政治家、新聞記者にはならなくてよかった。真面目な医者とまじめな記者ほど苦しむ。日経新聞のMくんだって、肩震わせて泣いてるんだもんね、「僕たちジャーナリストじゃありません」って。

大橋　私の知り合いの眼科医が、「眼科だけは今回のコロナ関係ないからよかった」と言っていました（笑）。歯医者さんもワクチン注射を打たされてるかもしれないですから。

船瀬　ルーツに戻らなきゃいけないんですよね。だからこそ、僕は〝闇の勢力〟とか言って陰謀論とか言われるけど、実際に存在するんだから。言わなきゃしょうがないんですよ。イルミナティという悪魔的勢力が世界を支配している。ロスチャイルド財閥が企ててやったことだから。ロックフェラーの医療利権独占体制。大学制度、医学部制度、薬物療法。全部ですから、見事なもんですよ。

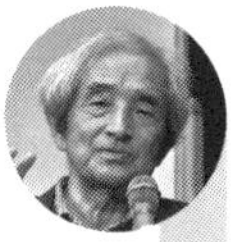

大橋眞の視点

コロナ以降の時代を生きる

医療の限界が見えた

西洋医療の中心は、対症療法です。症状を抑えることが治療であるということが、基本的な理念のようになってしまっています。戦場の野戦病院においては、とりあえずの応急処置として対症療法の意味はあったかもしれません。しかしながら、症状を抑えるだけでは、根治療法にならないばかりでなく、本当の病気の原因は放置されます。しかも、対症療法のために使われる薬を長期間服用することによって、薬の害も蓄積されることになります。治療という面から考えると、対症療法に限界があることは明らかです。

このような本質的問題があるにもかかわらず、対症療法が存続している背景には、患者側の利益よりも、医療提供側の利益が優先されているという事実があります。対症療法には多量の薬を使うために、製薬会社の利益が確保されます。治療という名目で継続的な薬剤投与が続くために、患者が生涯に渡って顧客になってくれるのです。これは、製薬会社にとっては大変好都合な話です。対症療法を続けている限り、患者は治癒することがないので、顧客から外れることがありません。症状が悪化すればもっと薬が増えるので、さらに上客になっていきます。

つまりいったん顧客として確保すれば、生涯に渡って、製薬会社に利益をもたらしてくれる顧客になるのです。

このような利権構造は、病院や医院にも利益をもたらします。さらに、健康保険制度がこの利権構造を支える社会制度として、重要な役割を果たします。行政の検診活動もこれらの利権構造にお墨付きを与える役割を担っています。

一般的には、国民皆保険制度は国民相互が支え合う社会保障の仕組みとして、多くの国民の支持を得ています。根治療法ではない対症療法であっても、検査値などの見かけ上は効果があるような印象を与えるために、患者は医療のあり方に疑問を感じることが少ないのです。検査値というデータの存在が、医療の効果があるかのような錯覚を起こさせています。

実際の医療の効果は、「病院に行かなくても済むようになる」ということを指標にする必要があるはずです。しかし実際は、「病院に通い続けることが医療の恩恵である」と思い込まされています。そのために、生涯に渡って病院に通うことを余儀なくされても、医療のあり方に疑問を持つことがないのです。病院通いが良いことであるという思い込みを抱いている人が多いのです。

効果がなく有害なワクチンであっても、5回も6回も繰り返して受ける人が多いのは、病院通いが良いことであるという思い込みによる習性から来ているようです。本当は、医療処置に関する効果についての判定は、各自が行う必要があるにもかかわらず、全ての判断を医師に任せているのです。ワクチンについても自分で効果判定をすることなく、無料接種が続く限り、有害なワクチンであっても受け続けるということが起こりかねないのです。

医療の効果について自らの判断力を失わせる仕組みとして、検査値による効果判定の仕組みがあります。また、医師にとっても、患者に検査値を使って効果を説明することにより、実際の目で見える効果はなくても、患者が納得するという利点があります。

ＰＣＲ検査や抗原検査の結果を疑いもなく信用する人が多いのは、このような検査中心の医療が当たり前になったことがその背景にあります。すべてをお上に委ねる人に支えられた日本の医療体制は、今回の感染症騒動でその弱点が浮き彫りになったようです。

検査依存症が問題を引き起こす

臨床検査は、病気の診断に用いられています。しかし、検査の結果は一つの指標に過ぎません。検査の指標としているものが、本当に病気に関係しているという保証はありません。病気があって、それを表す指標として様々な検査が作られています。あくまで病気が基本です。病気といっても漠然としているので、病気と関係した様々な指標を作り、それらの指標によって、病気を診断するための道具にしているだけです。道具は道具であって、病気そのものではないのです。

わかりやすい例として、高血圧症があります。これは、検査の値を病気であると定義した例です。実際には高血圧というものが病気ではなく、血圧をコントルールする仕組みに問題がある場合や、高い血圧でないと血液による酸素運搬や栄養の供給、老廃物の排出などの機能が果たせない状態になった結果として、高血圧という症状が出ているだけです。病気の結果現れる症状に対して、病気を定義したのです。このようにすると検査の値から病名が簡単につけられます。そして、血圧を下げる薬を処方することが、治療行為になるという口実が出来ます。実際には病気を治療しているのではなく、検査の値が正常値に近づくように、薬でコントロールしているだけです。

このように、検査により病気が定義されるという本末転倒のことが、当たり前のこととして、西洋医療の中に組み入れられています。検査の値だけで病気の診断が出来ることになると、病気の診断は非常に簡単になります。また、この診断に基づいて治療のための薬も自動的に決まってしまうというシステムです。医療のマニュアル化です。医療は、医療保険制度に従ってどこでも同じ医療サービスが受けられるという、マニュアル化社会の一員になったのです。

マニュアルに支配される医療システムの中心は、検査です。検査に従って医療が進められる、検査が支配する医療です。そのために、検査の値がどのような意味を持つのかということを考える機会を失うことになりました。検査の意味を疑うと、マニュアル化医療が成り立たなくなるのです。

このような医療システムの中に突如として現れたのが、ＰＣＲ検査です。新型コロナの病原体検査であるという話が何となく伝わってくると、もう誰もPCR検査の意味を考えない医療が、突っ走りはじめました。PCR検査に支配される医療によって、大量の幻の感染者を作り出しました。

そして、検査の結果による診断とそれに対する治療法がセットになっているように、PCR検査とワクチンのセット医療が国・厚労省から提示されると、今度は猛然とワクチン接種事業に動き出したというわけです。

そうなるともう、PCR検査やワクチン接種の意味を考え直す医療関係者は、ほとんど残っていなかったのです。

検査に依存する医療は、完全に検査に支配される医療になったことが、今回の感染症騒動で明らかになりました。この事実は、検査の仕組みにインチキが紛れ込むと、その問題点の発見が困難になり、間違った医療が当たり前になってしまうという危険性を示しています。

検査医療は医療の世界にヒエラルキー構造を作り出してしまいます。感染症は、パンデミックを起こすという理由で、その検査医療の頂点を極めようとしているのです。実際に存在するのかどうかもわからない病原体に対して、検査法やワクチンが存在するというおかしな理論がまかり通り、そして、このようなおかしな論理に誰もクレームを付けないというのが、現代の医療の本当の姿のようです。

検査依存症は、がん医療から本格化しました。がん医療においては、細胞診による確定診断という個人のレベルの問題に留まっていました。これが新型コロナのＰＣＲ検査では、個人のレベルから一気に全世界の社会問題に発展したのです。

全世界が検査に依存しすぎた現代医療の弱点を明らかにして、医療の原点を考え直す必要があります。

Ⅳ
野生をとりもどし、自然治癒力に目覚めよう

1　お金をかけなくても病気は治る

大橋　医療の転換期における意識改革、これを市民の皆さんが実際にどうやっていくかということですが、ガン治療を例にとってみましょう。

例えばよく聞く話ですが、「治療を断って病院のお医者さんを怒らせてしまったら、私はどこへ行けばいいんでしょうか」という話。それができなくて抗ガン剤治療をやることになったりするわけですが、病院のガン治療を止めて自分たちで何とかしようという人たちもいて、名古屋のほうに「名古屋いずみの会」という市民グループがあります。

船瀬　あそこは素晴らしい！　わりと末期のガン患者さんの会ですよね。なのに年間生存率は95％はいっている。その第一原則は「玄米菜食」。そして「病院に行かない」「自分で治す」「感謝する」「笑って楽しく生きる」。

大橋　末期ガンを宣告された人たちがその会に入って、お互いに励まし合っているんです。末期ガンを宣告されてから何年も元気に過ごしている会員の人たちの話を、2か月に1回集まって順番に話したり聞いたりするというスタイルなのですが、患者さんがすごく励まされるんです。病院でそのまま治療を受けていたら余命いくばくもないのに、こうやって何年も元気に生きていられるということに、そこで初めて気づくんですね。こういう会が正常に機能していれば、患者さんのほうで自然といい選択ができるようになりますよね。

船瀬　ヒポクラテスが言ってるじゃないですか、「人間は生まれながらに体の中に百人の名医がいる」と。これは自然治癒力のことです。だからイヤでも治っていくんです。

大橋　自分で治す治療として思い当たるのが、夏井（睦、なついキズとやけどのクリニック院長）先生の考案した創傷治療である湿潤療法ですよ。

船瀬　切り傷の治し方も現代医療はまちがっていた！　正解は「消毒してはいけない」。要するにマキロンとかで消毒してはいけない、というものですよね。やけどの治療はやり直さないとね。皮膚移植でパッチワークみたいなことやってますもんね。傷口をきれいに洗ってラップ貼ればそれでいいんですよね（参照拙著『医療大崩壊』共栄書房）。

大橋　そうです。今までは怪我をした場合、傷口にはガーゼがソフラチュールを当てて包帯を巻くやり方でした。ところが湿潤療法では、傷口に消毒はせず、まずは徹底的に水で洗い流す。あとは傷口にラップを巻けばいいというのです。その際、液体が大事なんです、組織液が。

船瀬　とにかく「乾かせ」というのがこれまでの常識でしたよね。だからケロイド、傷跡ができちゃうんですよ。体液が治癒に一番の役割をする。すると万能細胞が体細胞に戻る。そんなことも知らなかった！　ここでも、千島・森下学説の細胞可逆説が立証されている。

大橋　そうですね。「乾燥させろ」というのはやっぱり戦場の医学から来ていて。

船瀬　破傷風とか感染症の恐怖があったから、徹底的に……という。それで、治癒する万能細胞を死なせてしまった。

大橋　その時代では傷口から化膿することも多かったですし。ただ今は状況が違っています。だって水で洗浄すればいい。戦場のような汚い環境じゃないですから。

この夏井先生は、腸の外科手術に参加されたとき、腸の縫合部位には消毒できないことに気付いた。腸には細菌がたくさんいるし、汚いはずなのに、なんで化膿しないんだろうと素朴な疑問を持たれたらしいんです。そこで湿潤療法に思い至ったのですが、大学の中ではできないので開業して、ご自分を実験台にしながら実用化していったそうです。

単にラップで覆った傷口がなぜ治っていくのか、ここで大事なのが水なんです。傷は組織液に浸された状態ですが、この水が損傷した組織の再生に役立っている。そして消毒液は、水を悪くするんですね。新しくできてくる細胞は非常にセンシティブなので、消毒液によって修復能力が損なわれてしまうんです。

船瀬　夏井先生はご自分で左右の腕に傷をつけ、従来の治療法と湿潤療法の成果を比較されていたそうですが、なぜ大学でこういった試みができないんでしょうか？　医学部って、そんなに自由のない場所なんですか？

大橋　やはり、新しいことをやろうとしたら、じゃあ今までやってきたことは何なんだという否定になってしまいますからね。それに、患者さんを使っての実験となると非常に難しいというのもあります。

船瀬　人間は間違いを犯す生き物なんだから、間違っていたら素直に認めてやり直せばいいのに、絶対に認めない。それが医療の最大の問題ですね、新しいものを取り入れようとしない。はやく言えば馬鹿。これを昔から石頭という。

大橋　それが、研究費が豊富に付くような「先進療法」だったらいいんでしょうけどね。しかし創傷治療だとか風邪とかで新しい治療法が見つかったとしても、あまりお金にならない。そうやって医療がビジネスに取り込まれているから、研究費が付かないけれども本当に必要な改良がなかなかなされないいんですね。

船瀬　人類の死因の第一位は「医者」ですよ。こんな恐ろしい現実がある！　患者を健康にして幸せにするのが医療じゃないですか。逆に医療の名のもとに大量に殺しまくっている。

大橋　本来はそうなんですが、お金によって支配されているという現実があります。船瀬さんがよくおっしゃるロックフェラー財団ですが、確かに巨額のお金を使って大学に医学部を設置し、医師免許制度を作った。その構図がずっと続いているということですね。

やはりここに、市民の方が気付くことです。どうすればその気付く仕組みを作れるか、ということですね。皆さん先入観があって、病気はお金をかけなければ治らないと思っている。それが間違いなんです。だって病気は放っておいたって治るんだから。治るきっかけを作ればいいんです。それに、高価な薬も高価な機械もいらない。まぁ、一部いることもありますが、ほとんどいらない。感染症対策にもお金を掛ける必要はない、お金を掛けるから感染症が増えるんです。政治もそうですね、お金を使わないと何もできないという政治家は能力がない。しかし、政治家はお金を集める存在で、お金を配られた住民が喜ぶという構図が出来ている。このレベルの住民が増えてしまったら、この国はおしまいです。

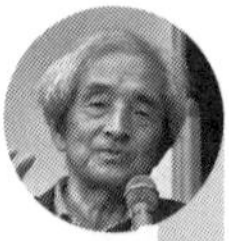

大橋眞の視点

医療とお金の問題

薬物療法の限界を知ろう

医療にお金がかかるということが常識になっています。病気になったら病院に行くという習慣が定着していることが、医療費の高騰に繋がっているのです。病院では、様々な検査の結果に基づく診断が行われ、治療のためとして薬剤が処方されます。これらの一連の行為は、果たして本当に、病気の治療に繋がっているのでしょうか。

病院で処方される薬に病気を治す効力があるのならば、病院でルーチンのように行われている医療行為が、病気の治療に繋がっていると言えます。しかしながら、薬に病気を治す効力がなく、ただ症状を緩和するだけであれば、その医療行為は病気を治すことに貢献しているとは言えません。病気を維持しているだけです。実際に病気を治す効力のある薬はそれほど多くはありません。その反対に、薬によって治る病気も、それほど多いわけではないのです。薬によって治すことが出来ない病気を治すために病院に行くことは、あまり合理的ではありません。

薬によって治らない病気でも、薬以外の方法で治る場合があります。病院に行くことで、薬以外の方法で治す手段の放棄に繋がります。症状を緩和するだけで病気を治さない薬の服用を続けることで、さらに病気が悪化する可能性もあります。薬によって治る病気なのか、薬以外の方法で治すべき病気なのかについての判断が、その後の行く末を決めることになるわけです。

病院は、基本的に対症療法である薬物療法を行う場所です。薬物療法以外の方法が適切であるということをアドバイスする場所ではありません。したがって、薬以外の方法で治すべき病気であっても、病気を治さない薬物療法が選択されることが多くなってしまうのです。つまり、お金をかけて病気を治せない医療に時間を費やすという結果になってしまいます。

現在の医療体制の中では、薬によって治る病気であるのか、薬以外の方法で治すべき病気であるのかをアドバイスするシステムはありません。また、そのような専門家は、国家資格でもないために、正当な評価を受けることが少ないのです。

このようなアドバイスをする専門家が機能するような制度ができると、医療費の大幅な削減が出来るはずです。

2　DIY医療の時代がやってきた

大橋　DIY医療ということでは、私は最近、体内の水に着目して研究しています。私は学生時代から体の中の水に着目し、水とある薬品の体の中における統合作用を研究していたんです。ところが、水の研究はその後すごく弾圧されるようになった。例えばホメオパシー理論でも「水の記憶」などと言いますが、これも弾圧されたんです。今でも、水のことをYouTubeで話すとすぐにBANされる（消される）んです。

船瀬　本当のことを言ってるからですよ。YouTubeもけっきょくは闇の悪魔勢力が支配しているのです。

大橋　私たちの体は、割合で言うと70%、モル数で言うと99%が水なんです。だから、水が悪くなれば病気になる。水が良くなれば病気が治る。例えば、今コロナワクチンを打たれている方は、水の状態が非常によろしくないんです。これを改善していけば、治るかどうかは別にして改善していくのではないか、シェディングというワクチンを打った人からの影響も改善していくのではと思っています。

体内の水の状態を良くするのは難しいことではありません。水を良くすれば薬も飲まなくていいし、私は医療の8割方は水の改善で何とかなるのではないかと思っています。食べ物ももちろん大事ですが、水のほうがウエイトが大きいのではないでしょうか。

船瀬　私は「5つのセルフヒーリング」というのを提唱しています。これは私が毎日実践していることですが**①少食、②菜食、③長息（ロングブレス）、④筋トレ、⑤笑い**の5つ。それからもうひとつ、これに加えて日光浴。20分くらい裸になって日光を浴びるのですが、日光浴は免疫細胞マクロファージの栄養源であるビタミンDを生成します。特にワクチンを打った人は、これで免疫力を上げてください。

大橋　とにかく今の課題というのは、今日お話ししてきたコロナの問題とガンの問題、この2つをどのように解決できるのか、具体的な知恵を共有できる場、これを市民の皆さんが作らなければならないと思います。病院や行政にお任せします、というのでは無理だろうと私は思います。

船瀬　それと、野生の免疫力、自然治癒力を高めることですね。

大橋　そのためにはやはり、自分でやるんだという意欲、仲間を集めてやっていくための工夫、そういったものを、皆さん一人ひとりが考えていかなきゃいけないんだと思います。

船瀬　僕は消費者運動もやっていますが、消費者の最大の権利はボイコットなんです。だからみんな病院に行かなきゃいい。新聞も一斉にやめちゃえばいい。「無知は最大の罪である」というのはそういうことなんです。自分の命に対する罪であり、社会に対する罪でもある。

大橋　船瀬さんはよく言われますよね、「知らないのは罪である。知ろうとしないのはさらに罪である」。これは誰の言葉なんですか？

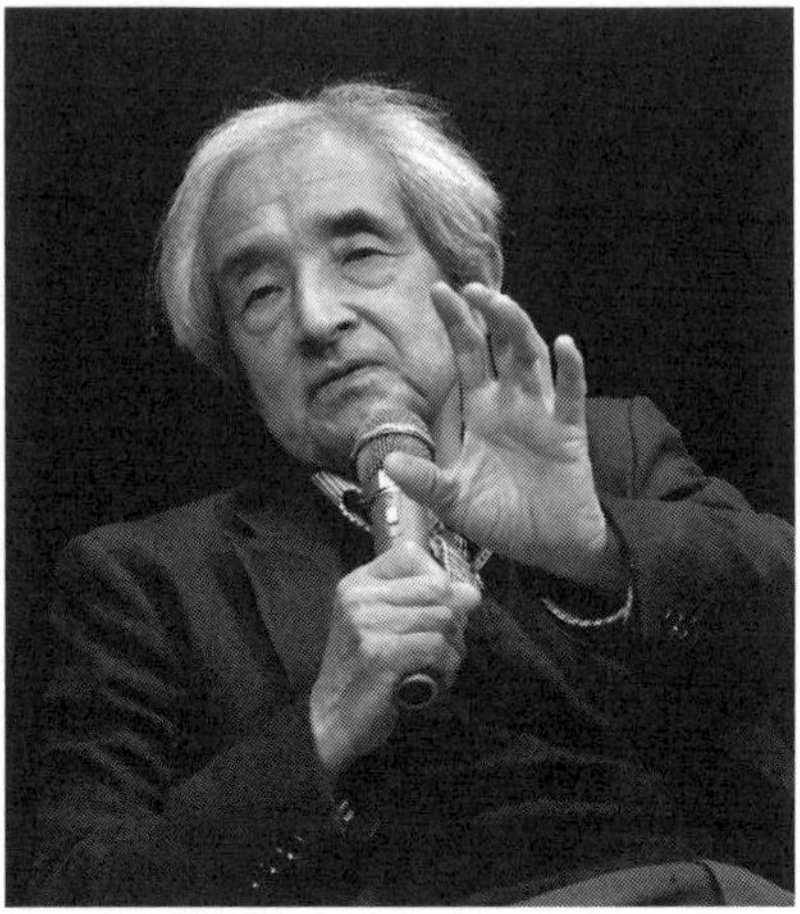

船瀬　実は僕が言ったんじゃないんです。消費者運動の中で知った、3歳のお子さんを風邪薬の副作用で亡くしたお母さんの悲痛な言葉です。それを引き継いでいるんです。

大橋　そうなんですね……。これは今のコロナの問題もそうですが、いったんそういう風に思いこむと、洗脳状態になってなかなか抜け出せなくなりますね。この洗脳というのは、もっと研究しなければいけないですね。

船瀬　心理学でいう防衛機制ですね。自分の価値観を守ろうとして、その他のどんな価値観にも耳を貸さない、否定する、攻撃する。そういう心理のメカニズムですよ。

大橋　やっぱり本能で危険を察知する能力を、もう一度再開発しなきゃいけないですよね。

船瀬　そうですよ。だから僕は、「20世紀は知識の時代だったが、21世紀は直感の時代だ」といつも言ってます。直感力ですよ。

大橋　右脳と左脳と分けたら、右脳の働きをもっと見直して磨く教育ですね。日本はもともと、自然の中で生きることを重視する文化を持っています。その原点に立ち返って、我々の先祖がどういう風に生きてきたのか、我々の暮らしがどういう風に成り立ってきたのかということを、見直す必要がありますね。歴史教育の中で、私たちがいかに自然に根差して生きてきたのかという視点を持つべきです。今教えられている歴史は、支配者の歴史じゃないですか。

医学教育もそうで、今の西洋医学から始めるのではなく、それ以前の医療の歴史から学んでいくようになれば、俯瞰的な医史学を理解できるようになります。医学の歴史の中に、人間の大きな知恵が隠されていることに気付くはずです。人間というのはどういう風に生きてきたのか。これは哲学の領域ですが、医学というのは哲学から始まらなきゃいけないと私は思います。

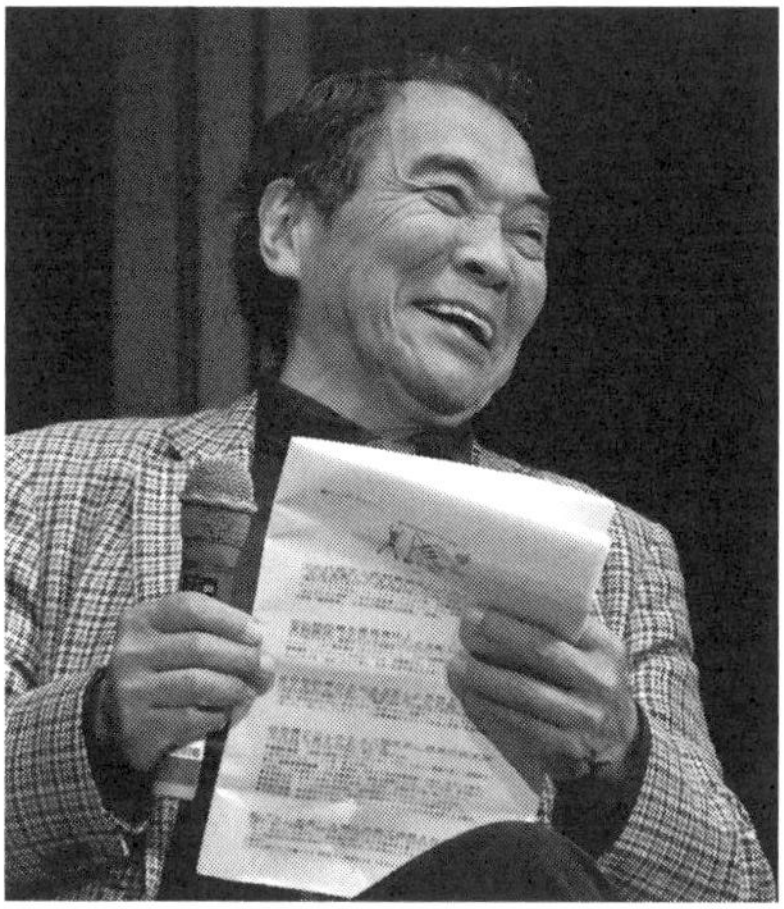

船瀬　生気論（生命に非生物にはない特別な力を認める）と機械論（現象一般に対し、心や精神や意志、霊魂などの介在を認めない）というのがあります。ウイルヒョウは人間に対し機械論を唱えたんです。「物質に過ぎない人間に自然に治る力など存在しない」と。これは生命の根本原理であるホメオスタシス（生物が内部環境を一定の状態に保ちつづけようとする作用。生体恒常性）の否定です。だから、話にならない。

大橋　ある時代の科学は、実証主義にこだわるあまり神秘的なものをすべて否定していたかもしれません。私たちにとって薬とは何か、薬としなければならないのは本当に化学物質なのか。今は本当に、原点に立ち返るべき時代が来ていますね。

船瀬　量子力学で、精神とか氣が科学的に解明されてきたのは大きいですね。フォトン、ニュートリノ、クオーク、これらすべて量子の波動であって、そのエネルギーで我々は生きているんです。量子力学はさらに「霊魂」の存在、「生まれ変わり」まで認めています。仏教で言う「輪廻転生」を、最新科学が認めているのです。

大橋　エネルギーといえば太陽エネルギーというのがそうですね、我々はみんなそのおかげで生きている。量子力学というのは特殊なものでもなんでもないです。

船瀬　古代人というのは、本当にテレパシーで意思疎通ができたといいます。ロバート・ベッカーの『クロス・カレント』という本を翻訳した時に知ったのですが、伝書鳩が正確に自分の巣に戻ってくるのは、体内にコンパスを備えているからで、それは人間が作るどんなコンパスよりも正確だと言います。もともと人間にもそのコンパスは備わっていて、古代人がカヌーで太平洋を自由に行き来できたのは、そのためだそうです。

大橋　モンゴルなどでも、あそこは大草原で方向が分からなくなりそうに思いますが、それでも迷わないのは、人間にそういった能力があるからですね。それに比べて現代人は、危ないことを本能で察知する能力が衰えてしまっています。そういう中で、教育から見直していくことが求められていると思います。
　ある分野においては、西洋医学のみに頼らず、もっといろんな分野を経験する医学の広がりが見られます。いろんな分野を融合して新しい考えを広めていく、そういった活動も必要になってきます。本来私たちは自然の中で生きてきたわけですから、自然の能力で回復できるということを、科学的にもう一度観察から始めて見直してみるべきです。

船瀬　生命の叡智とエネルギーに満ちた「原始に戻れ‼」。そういうことです。

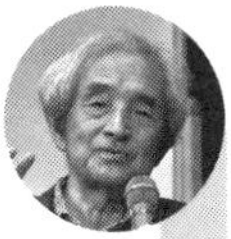

大橋眞の視点

DIY医療のすすめ

「とりあえず病院に行く」ことを見直そう

　病気を治すためには、薬で治る病気なのかどうかを判断する過程が重要です。また、薬以外の方法で治すべき病気である場合もあります。何も考えずにとりあえず病院に行くという方法では、薬で治る病気であるのか、対処療法という選択肢が良い選択肢であるのかを判断する機会を失うことになってしまいます。

病院に行けばとりあえず最も適切な医療を受けられるという考えは、必ずしも正しくありません。病院は大きな建物で充実した医療機器がたくさん揃っているので、医療のことならなんでも揃っている、あるいは医師は、数多くある医療の中から最もふさわしい医療を選択し、提示してくれるというイメージを持っている人が多いようです。

しかし、病院はいわば対症療法の専門店です。対症療法が最も適切な医療である病気の場合は病院に行けば良いのですが、対症療法以外の方法が病気を治すためにふさわしい場合には、とりあえず病院に行くという方法は、良い選択とは言えません。病院は、医療のことなら何でも揃っているスーパーのようなものではありません。病気の種類に応じて、事前に病院という選択が正しいのかを判断する必要があります。野菜を肉屋で買おうとするようなものになりかねないのです。

近頃は専門店が少なくなり、スーパーで買物をする人ばかりです。スーパーは何でも揃っているので、何を買うのかを決めなくても、とりあえずスーパーに行くことで買い物が出来ます。それに対し、専門店で買い物をする場合には、事前に何を買うのか決めておく必要があります。その前に、今夜は何のおかずを作るのかを決めておく必要もあります。何を買うのかを決めたら、その品を手に入れられる最もふさわしい店を選択します。すなわち専門店で買い物をする場合には、事前に献立の計画を立てて、その食材を売っている最も適切な店を選ぶという計画性と思考力が必要だったのです。

自分でやってみるDIY医療は、自分で病気について考えてみることを習慣にすることを目標にしています。これによって、どのような店に買い物に行くのか、あるいは自前の畑で賄うかを考える必要に気がつくのです。自前の畑で賄える野菜を肉屋に買いにいくという、意味がなく筋違いな行為は必要ありません。自分で何をどのような方法で入手するべきかは、自分で判断するのです。

とりあえず病院に行くという行為が当たり前になった背景には、巧妙なセールスが行われたことがあります。早期発見・早期治療というキャッチコピーにより、症状がなくても検査を受けることが正当化されました。手遅れという言葉が、がん医療において使われるようになり、自分で判断するより、病院に行って検査を受けることが重要であるという社会通念ができました。そして、国民皆保険の医療保険制度により、誰でも安価に病院での医療が受けられるという社会制度や行政の検診サービスの充実があります。

このようにして、何かあったらとりあえず病院に行くというライフスタイルが当たり前になったのです。医療が受けられて安心と言う前に、思考力と判断力が失われることに留意する必要があります。ワクチンを受けておけばとりあえず安心という考えが、社会通念として通用するという事実は、私たちが、かなり危険な社会に生活していることを表しているのかもしれません。

船瀬俊介の視点

未来の医療は、「波動医学」だ！

薬物療法は終わり、未来は「波動医学」になる

●病気の原因は〝体毒〟である

病気の原因は、なんだろう。東洋医学では、〝体毒〟と結論されている。これが正解だ。

病気とは、身体にたまった〝体毒〟が悪さをする現象なのだ。

古来、ヨガは「断食は万病を治す」と断言してる。

それは、口から入る食物を断つことで排泄が促進され、〝体毒〟が速やかに排出されるからだ。すると、クリーンな身体がもどり、病気はいやでも消えていく。

なんというシンプルなメカニズムだろう。

ところが、ウイルヒョウに犯され悪魔学と化した医学の教育現場では、こう教えるのだ。

「断食など絶対やっちゃイカン。患者は餓死するぞ」

〝かれら〟はファスティングの体験すらない。それなのに、ヒステリックにそう叫ぶだけなのだ。
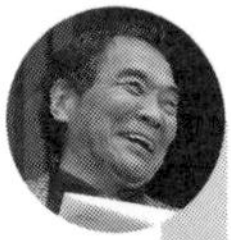

●〝命の振子〟を止めるな

そして、現代医学の医者たちは、あらゆる病気にクスリを処方する。
〝かれら〟はクスリが病気を治す――と本気で信じている。
しかし、薬がほんらい毒物であることは、医者も知っている。
病気になったのは、体内の〝体毒〟のせいだ。薬物療法は、そこに〝薬毒〟を注入すること
だ。すると、体内の〝毒〟は2倍になる。つまり、病気の原因の〝体毒〟は2倍となる。
これで病気が治るわけがない。〝毒〟が2倍だから、症状も2倍悪化するだろう。
また、西洋医学の根本的過ちは、「症状」と「病気」を混同していることだ。
たとえば――。風邪という「病気」を例に引く。
風邪を引くと熱が出る。これは、体温を上げることで免疫力を向上させるためだ。さらに、
高熱でウイルスや細菌などを死滅させたり、弱らせる。
風邪を引くと、咳が出る。これは、病原体の毒素を排出するためだ。
同様に、下痢も毒素を排出する。
だから、風邪という「病気」で発生する「症状」の「熱」「咳」「下痢」は、風邪という「病
気」を治す「治癒反応」なのだ
しかし、西洋医学は、これらを各々「症状」とかんちがいして「解熱剤」「鎮咳剤」「下痢止
め」を投与する。すると、「治癒反応」は阻止され、〝命の振り子〟は止まってしまう。

だから、薬物療法は病気を治せず、慢性化させ、悪化させているのだ。

●全て波動、物質は存在せず

――「薬物」から「波動」へ――

この世界の医学界の流れは、決定的だ。もはや、だれにも止められない。

「波動医学」の根幹理論は、次のようなものだ。

――宇宙のあらゆる存在は「波動」である。いかなる「物質」も存在しない――

これは、「量子力学の父」と称えられるマックス・プランク博士の至言である。

宇宙のすべての存在は「物質」ではない。「波動」なのだ。

だから、「生体は精巧な機械と同じ物体だ」と捉えてきたウイルヒョウの〝人体機械論〟は、根底から崩壊する。

●固有ソルフィジオ周波数

「量子力学」は、あらゆる存在は「波動」という。それらは、すべて振動している。

人体もそうだ。あらゆる臓器、組織、細胞は振動している。それは、固有の振動数を持っている。これが、ソルフィジオ周波数だ。

臓器、組織、細胞が正常なら、ソルフィジオ周波数も正常だ。

しかし、疲れたり、病んでいる時は、この固有周波数は乱れる。だから、たとえば内臓の発する周波数を測定して、正常な周波数からどれだけズレているかを測れば、病気の度合いも分かる。

それが、「波動測定器」のメカニズムだ。つまり、「波動」のズレで病気を診断する。すでに、「メタトロン」など多くの波動測定器が、医療現場などに導入されている。

超高感度センサーとコンピュータにより、数分から数十分で、何百か所もの臓器、組織を「波動診断」できる。

つぎに、正常周波数からずれた臓器に、正常周波数を送ってあげる。すると、共鳴現象で、臓器は正常な周波数に回復する。

このように、「波動医学」では、瞬時に「診断」し、瞬時に「治療」することが可能なのだ。

●「発生」「治癒」「再生」ナゾ解明

「波動医学」は、これまで医学の謎とされてきた現象を、鮮やかに解明している。

たとえば、受精卵が分裂、成長して人体という高度な生命体をつくるメカニズムは、いまだ解明されていない。

しかし、「波動医学」は、その謎を解き明かしているのだ。

受精卵は分割して胚となる。まだ、臓器の体をなしていない。それは万能細胞の塊だ。

■万能細胞が、様々な体細胞におのおの変化

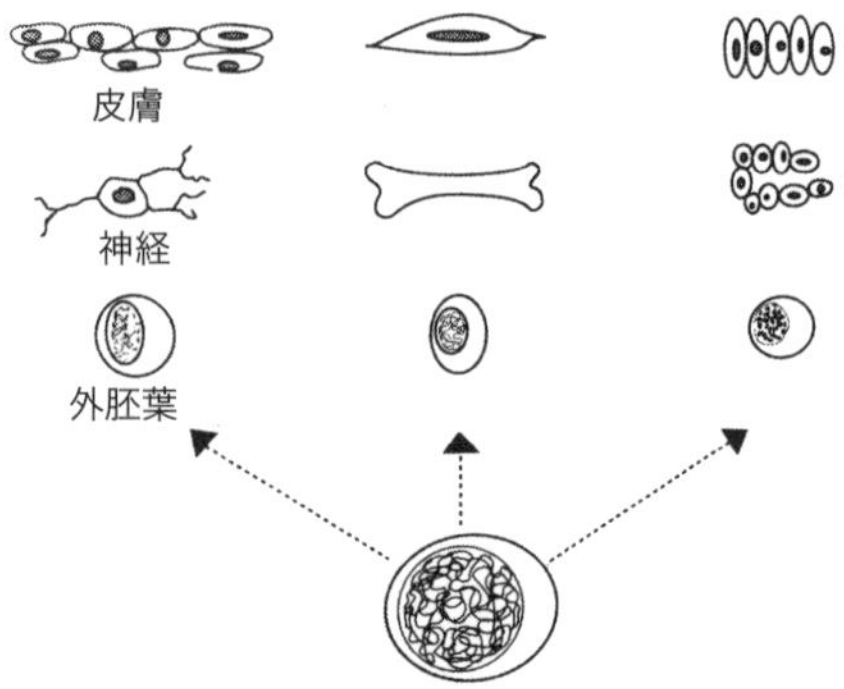

図5

出典：『CROSS CURRENTS』

これが、どうして様々な体細胞になるのか？

じつは、筋肉、骨、神経、血管、皮膚……などには、固有のソルフィジオ周波数がある。

だから、胚の万能細胞に、ソルフィジオ周波数で刺激し「筋肉になりなさい」と伝えると、筋肉になる。骨の周波数で「骨になりなさい」と伝えると、万能細胞は骨を形成していく。

このように、臓器固有の周波数で、各々、万能細胞を刺激することで、多様な組織、臓器が形成され、人体が形成されていくのだ（図5）。

同じメカニズムで、切り傷が「治癒」するメカニズムも解明された。

切断面には神経ネットワークが形成され、次に第一次「治癒」電流が流れる。すると、体細胞は万能細胞に戻る。次に第二次「治癒」電流が流れる。すると、その周波数指示にしたがった、万能細胞は各々の体細胞に戻っていく。

いのだ。

こうして、切り傷は跡形もなく「治癒」するのだ。

こんなシンプルなメカニズムも、「波動医学」を否定する現代医学は、まったく理解できないのだ。

●遠隔治療、テレポーテーション

２０２２年、３人の科学者がノーベル物理学賞を受賞した。

それは、「量子力学」の「量子もつれ」の研究成果に授与されたものだ。

「量子力学」は①「量子もつれ」、②「重ね合わせ」、③「テレポーテーション」の３つの現象を指摘している。

さらに、人間の意識は、量子波であることも解明されている。

そして、人間は１秒間に何十万というニュートリノなどの量子波を出している。

だから、それを関知すれば、「意識」「感情」「イメージ」などを知ることができる。

つまり、「量子力学」は「超能力」すら解明するのだ。

さらに、これまで謎とされていた気功師による遠隔気功の不思議も解明された。それはまさに、「量子もつれ」理論による。地球の裏側でも、量子波は一瞬で〝飛ぶ〟。１メートル離れても、１億光年離れても同じ。つまり「量子論」においては、距離や空間の概念すら超越するのだ。

——以上。

「量子力学」は、「波動医学」をさらに促進させる。

「薬物治療」の「化学療法」に固執している現代の医療に、明日はない。

まさに、大橋博士の言うとおり、医療リセットしか、生き残る道はない。

船瀬俊介の視点

あとがき

大橋　眞

医療に関して、色々な問題が発生しています。にもかかわらずその問題に気づきにくい原因は、私たちの生活が自然から遠ざかってしまったために、自然の摂理を思い出すことが難しくなったことにあるようです。

何か問題が発生したときには、その問題を解決するための判断が必要です。一体何が問題なのかが理解できないと、正しい判断ができません。一体何が本当の問題であるのかが判れば、その解決法が見えてきます。しかしながら、何が本当の問題であるのかを知ることは容易ではありません。マスメディアなどが、必ずしも本当の問題点を伝えてくれるとは限らないからです。人の話が本当かどうかもわかりません。また、インターネットにおける種々の情報の中にも、本当の問題点を取り上げたものがあるかもわからないし、どの情報を選べば本当の問題点に近づけるのかもわかりません。

結局のところ、自分で判断するしかないのです。それでは、どのような基準で判断をすれば良いのでしょうか。

一般的に医療の問題点には、複雑であり単純でもあるという相矛盾した面があります。どこから物事を考えるかによって複雑な問題にもなる一方で、単純に物事を考えることができるのです。

本来の医療は、自然の仕組みを利用します。自然の一部である人間の病気は、自然の仕組みを利用しないと治癒しないからです。自然の仕組みをどのように利用するのかが、医療の方法論になります。自然の仕組みから離れると、〝治さない医療〟になってしまいます。

自然の仕組みから遠ざかってしまうような医療では、治すことが困難です。一体その医療がどこに向かおうとしているのか、あるいはどこに向かわせようとしているのかを見ればよいのです。その医療が自然の仕組みから遠ざかることを目指しているようなら、要注意です。

つまり、自然の仕組みから考えると、医療の問題を単純化して考えることが出来るのです。自然から遠ざかっていくような人工的なものか、それとも自然の仕組みを利用しているのかを判断すれば良いことになります。

自然の仕組みを理解するには、自然観察が重要です。自然の仕組みは、教科書に書かれていることだけでは十分に理解することはできません。教科書には書けないことがたくさんあるからです。実際に自分の目で観察することが、最も大切なことを学ぶきっかけになります。

その反対に、人工的な方向から医療の問題を考えていくと、非常に複雑な形になってしまいます。人工的なものには、いろいろな利害が関係している場合があります。何のためにその人工物が作られたのかを、考える必要があります。すべてを総合的に捉えて物事を考える必要があります。しかし、このような複雑な仕組みを一度に頭に入れることは出来ません。そのために、物事の思考回路が描けないのです。

人から聞いた話というのは、その多くが人工的な方向から見た考え方をもとにしています。そうすると、人によって言うことが異なるという事態が起こります。けっきょく誰の意見を信用すれば良いのかがわからなくなってしまいます。その結果、誰を信用するのかというように、判断の基準が自然から遠ざかってしまうのです。人の利害関係まで関わってくると、問題がますます複雑化します。

実は単純なことが最も難しい問題になっているのが、医療の問題かもしれません。簡単なことが直せないという医療は、自然から遠ざかっている医療の本質を表しています。自然から遠ざかれば遠ざかるほど、どちらに向かっていけばよいのかが、自分で判断できなくなるのです。自然に近づけば、もとの道に戻れるはずですが、いったんこの原則を忘れると、その原則を思い出すことすら出来なくなっているのではないでしょうか。

道に迷ったときには引き返せば良いのです。そして、ＰＣＲ検査や遺伝子ワクチンに依存する社会は危険であることを、教訓とする必要があります。

この感染症騒動による多くの犠牲者を、無にしないためにも……。

大橋　眞（おおはし・まこと）
医学博士、京都大学薬学部卒業。東京大学医科学研究所、宮崎医科大学（現宮崎大学）、米国ウイスター解剖生物研究所を経て、徳島大学教授。現在は徳島大学名誉教授、モンゴル国立医科大学客員教授。専門は感染症・免疫学。マラリア・住血吸虫症などの感染症をモデルとした免疫病理学や診断法開発、自己免疫疾患に対するワクチン研究を専門としながら、近年は西洋医学と東洋医学を体系化する取り組みを行っている。
著書に、『PCR は、RNA ウイルスの検査に使ってはならない』『PCR とコロナと刷り込み』『北の学校から PC ナイ検査が始まった（絵本）』『コロナワクチンのひみつ（絵本）』『新型コロナの真実（絵本）』（ヒカルランド）、『新型コロナと PCR 検査の真相』『新型コロナワクチンの闇』（知玄舎）、『けっきょく、新型コロナとは何だったのか』（花伝社）、『ワクチン幻想の危機』（共栄書房）。監修・解説に、スチャリット・バクディ、カリーナ・ライス著『コロナパンデミックは、本当か？』（日曜社）、同『計画された！コロナパンデミック』（成甲書房）。

船瀬俊介（ふなせ・しゅんすけ）
1950 年、福岡県に生まれる。九州大学理学部入学、同大学を中退し、早稲田大学第一文学部社会学科を卒業。地球環境問題、医療・健康・建築批評などを展開。文明批評家として、近代「火の文明」は、近未来「緑の文明」にシフトすると主張。同志を募って「船瀬塾」を主宰。
著書に、『病院に行かずに「治す」ガン療法』『ガンになったら読む 10 冊の本』『健康住宅革命』『原発マフィア』（花伝社）、『未来を救う「波動医学」』『世界に広がる「波動医学」』『ガンを治す「波動医学」』『あぶない抗ガン剤』『維新の悪人たち』『肉好きは 8 倍心臓マヒで死ぬ』『コロナと 5 G』、『コロナとワクチン』『ワクチンで殺される』『コロナの、あとしまつ』（共栄書房）、『買ってはいけない』（金曜日）、『知ってはいけない⁉』『「長生き」したければ、食べてはいけない⁉』『ガン検診は受けてはいけない⁉』（徳間書店）、『日本の真相！』『アメリカ不正選挙 2020』（成甲書房）、『魔王、死す』『リニア亡国論』『牛乳のワナ』（ビジネス社）など多数。

医療大リセット時代——脱・西洋医学のすすめ

2023年9月25日　初版第1刷発行

著者 ——— 大橋　眞・船瀬俊介
発行者 —— 平田　勝
発行 ——— 共栄書房
〒101-0065　東京都千代田区西神田2-5-11出版輸送ビル2F
電話　　　03-3234-6948
FAX　　　03-3239-8272
E-mail　　master@kyoeishobo.net
URL　　　https://www.kyoeishobo.net
振替 ——— 00130-4-118277
装幀 ——— 黒瀬章大（ナカグログラフ）
印刷・製本— 中央精版印刷株式会社

ISBN978-4-7634-1112-9 C0047